Dr. med. Gerald Hofner, Dr. med. Stefan Schwarz
Dr. med. Silvia Fernández Rodríguez
Dr. med. Kristin Zwenzner, Dr. med. Maria Zeising

WAS DIE KINDERÄRZTE RATEN

humboldt

INHALT

VORWORT

Wir alle wollen, dass unsere Kinder gesund durchs Leben gehen. Gerade in der ersten Zeit mit Baby, aber auch später noch, haben Eltern deshalb viele Fragen zur Kindergesundheit: Von der Entwicklung über Impfungen und Vorsorgeuntersuchungen bis hin zu einzelnen Symptomen und diversen Kinderkrankheiten. Was ist harmlos, wann sollte ein Arzt oder eine Ärztin einen Blick darauf werfen? Welche Medikamente muss ich vorrätig haben und was im Notfall tun?

Mit diesem Ratgeber wollen wir dir alle wichtigen Informationen zur Gesundheit deines Kindes auf den Weg geben. Wir sind ein Team aus fünf Ärzten und Ärztinnen – aber wir sind auch Väter und Mütter. Deshalb kennen wir deine Sorgen und können dir unser Fachwissen auf Augenhöhe und verständlich erklären. So wie Stefan Schwarz und Gerald Hofner das schon seit vielen Jahren auf ihrem Blog www.derkinderarztblog.com tun.

Wir danken dem humboldt Verlag für die Möglichkeit zu diesem wunderbaren Projekt und für die Geduld mit uns.

Wir danken den Patientenfamilien des med4kidz für ihr Vertrauen in unsere Arbeit.

Und wir danken dir, dass du dieses Buch zur Hand genommen hast. Es soll dir helfen, mit deinem Kind gut durch diese unruhige Zeit zu kommen; dir Wissen und Sicherheit vermitteln und so zum Wohlbefinden und gesunden Aufwachsen deines Kindes beitragen.

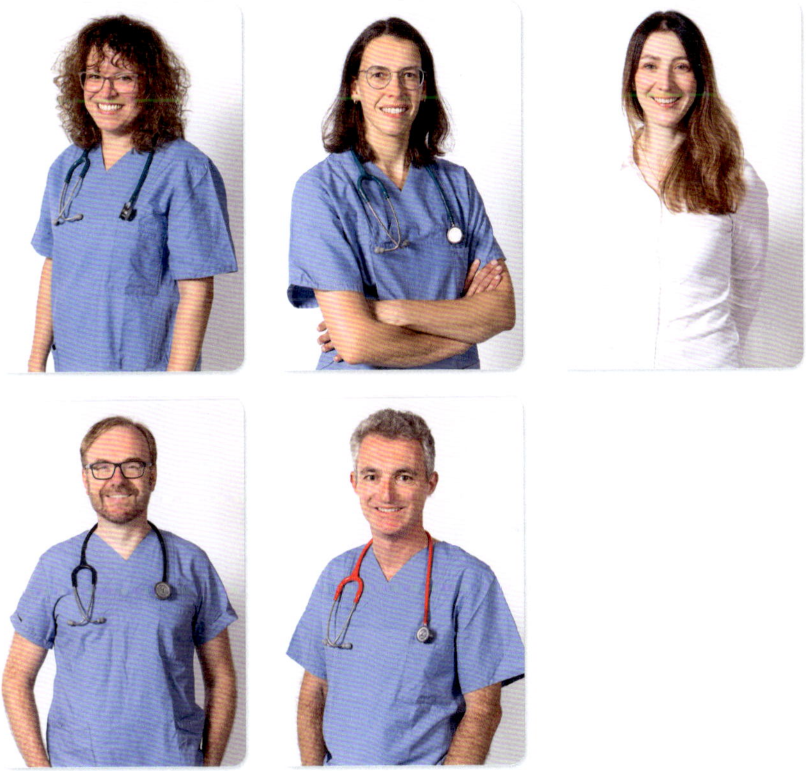

Silvia Fernández Rodríguez, Kristin Zwenzner, Maria Zeising,
Gerald Hofner, Stefan Schwarz

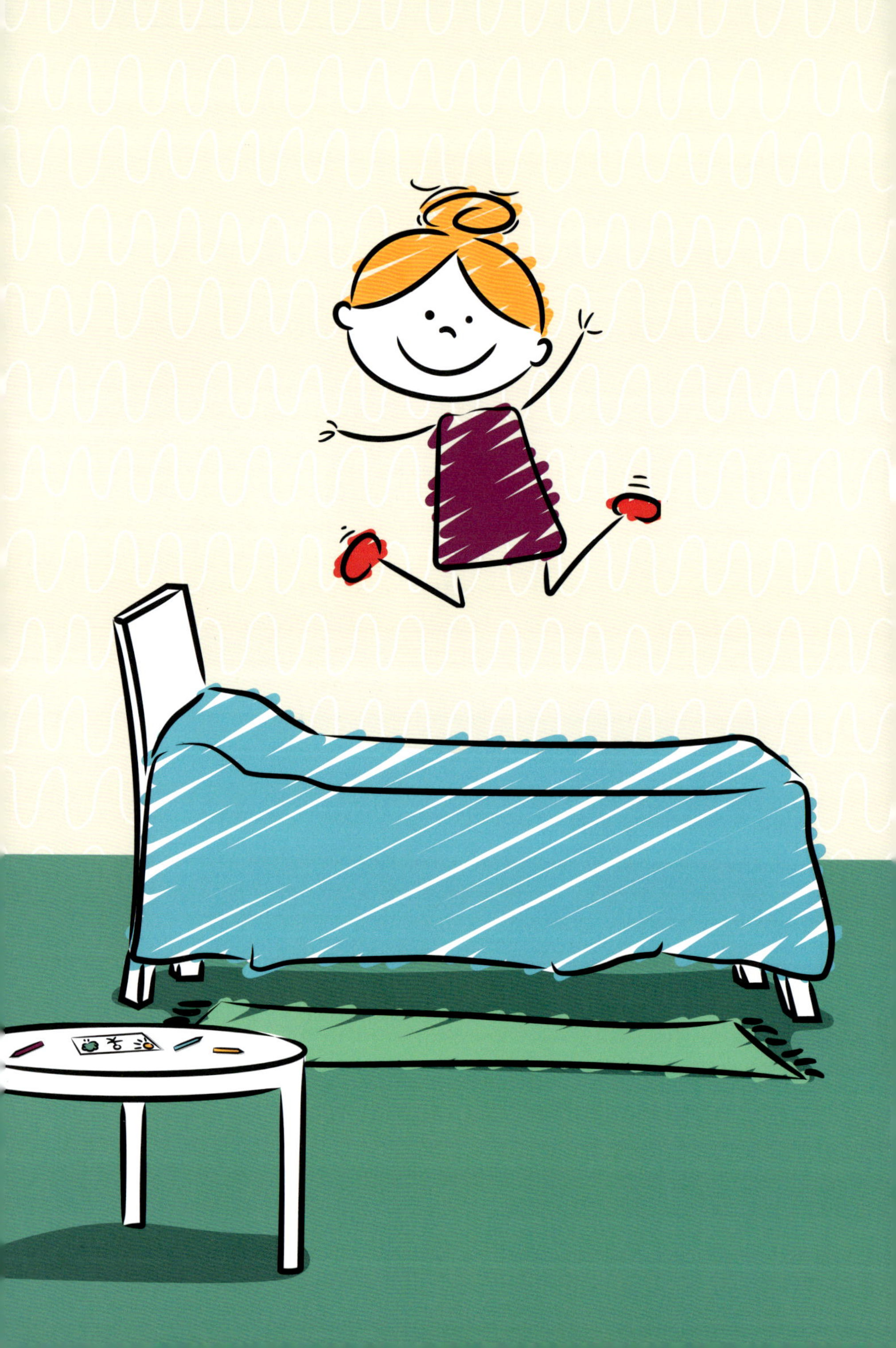

DAS GESUNDE KIND

Die meisten Kinder kommen gesund zur Welt und bleiben es auch! Diese Tatsache solltest du dir, gerade wenn Ängste in der Schwangerschaft oder der ersten Zeit mit Baby aufkommen, immer wieder in Erinnerung rufen.

Im ersten großen Abschnitt dieses Buches widmen wir uns deshalb dem „gesunden" Kind. Vielleicht bist du noch schwanger oder hast dein Baby gerade bekommen. Dieser Teil des Buches kann als Einstieg in die Zeit mit Kind dienen. Aber auch wenn dein Kind schon älter ist, wirst du noch viele hilfreiche Hinweise finden. Du kannst dich vorab vollständig informieren, du kannst dir aber auch einfach das Thema rauspicken, das dich und dein Kind gerade beschäftigt. So wie du es eben brauchst. Das Buch soll dir einen schnellen und dennoch vollständigen Überblick über wichtige Themen wie Entwicklung und Ernährung geben, ohne dich mit Informationen zu überladen. Wir haben alle Unterkapitel mit Tipps versehen, damit du dir bei aufkommenden Fragen zu helfen weißt. Außerdem sagen wir dir, ob und wann du mit deinem Kind besser zum Kinderarzt/zur Kinderärztin gehen musst.

Wir hoffen, dieses Buch wird so ein treuer Wegbegleiter auf deiner spannenden Reise mit Kind. Es soll dich beraten, dir Tipps geben und dir Sorgen nehmen. Denn davon haben junge Eltern immer genug. Das wissen wir auch aus persönlicher Erfahrung und nicht nur in unserer Funktion als Kinderärzte/-ärztinnen.

ENTWICKLUNG UND VORSORGE-UNTERSUCHUNGEN

Ein Kind kommt auf die Welt und es beginnt, zu wachsen, sich zu entwickeln, zu lernen und die Welt zu entdecken. Eine spannende Zeit und eine tolle Aufgabe liegen vor dir. Du darfst dein Kind auf seinem Weg ins Leben und in seiner Entwicklung begleiten und es fördern!

Zunächst eine beruhigende Nachricht: Die allermeisten Kinder entwickeln sich ganz wunderbar und normal! Wir Eltern können deshalb gar nicht so viel falsch machen. Die zweite gute Botschaft: Jedes Kind hat seine eigene Geschwindigkeit bei der Entwicklung. Und das ist auch gut so. Ganz viel von dem, was du als Mutter oder Vater an Entwicklung und Verhalten siehst, ist normal – auch wenn du zunächst vielleicht unsicher bist.

VERTRAU AUF DEINE FÄHIGKEITEN

Du machst das prima! Und auch wenn du gerade in einem Elternratgeber liest: Zu viele Informationen sind nicht sinnvoll. Gerade im Internet findest du viele Ratschläge und Hinweise, die für dich schwer zu bewerten sind. Vertrau bitte deinen elterlichen Fähigkeiten und deinem Bauchgefühl. Und frag bei Bedarf nach! Bleib entspannt, es gibt keinen „Entwicklungsnotfall", alles lässt sich in Ruhe klären. Sorg für dich selbst, ganz besonders, wenn du alleinerziehend bist! Möglichst entspannte und ausgeruhte Eltern sind die besten Eltern.

Eltern stellen sich viele Fragen: Wie läuft die Entwicklung eines Kindes denn normalerweise ab? Welche Spielarten der Entwicklung kann man sehen? Wie kann ich mein Kind fördern? Muss ich besondere Maßnahmen treffen?

Wir geben dir in den folgenden Kapiteln einen Überblick, der dir die wichtigsten davon beantwortet.

Nach der Geburt

Schon kurz nach der Geburt hat sich dein Baby recht gut auf die Bedingungen außerhalb des Mutterleibs eingestellt. Das Baby leistet auch in körperlicher Hinsicht enorm viel. Eine intensive Zeit, in der zwischen dir und deinem Neugeborenen eine Bindung entsteht.

Dein Kind ...

- atmet eigenständig, hat seinen Kreislauf umgestellt und beginnt zu trinken. Es braucht viel Wärme. Der Säugling lässt Urin und Stuhl.
- nimmt anfangs etwas an Gewicht ab. Aber schon um den 10. Lebenstag hat es sein Geburtsgewicht wieder erreicht.
- ist motorisch schon enorm geschickt. Es bewegt sich viel und gerne, dabei beugt es seine Arme und Beine und streckt sie auch etwas. Das Kind bewegt dabei viele Gelenke in kurzer Zeit. Die Geschwindigkeit der Bewegungen ändert sich immer wieder. Sie werden stark von Reflexen beeinflusst, die ein gesundes Baby nach der Geburt zeigt. Den Kopf kann das Baby in Bauchlage ganz kurz anheben.
- sieht – aber nicht so wie Erwachsene. Es nimmt nur in kurzen Entfernungen Schwarz und Weiß beziehungsweise Hell und Dunkel unscharf wahr. Am liebsten schaut dein Kind Gesichter an.
- hört sehr gut. Natürlich reagiert es auch stark auf Berührung. Dein Baby kann dich am Geruch erkennen.

- hat eine vielseitige Mimik, die toll anzusehen ist. Manchmal schreit oder weint es auch. Das ist normal, nicht wundern. Du machst nichts falsch.
- schläft viel. 18 Stunden pro Tag sind normal, wobei der individuelle Schlafbedarf sehr unterschiedlich ist. Das Kind holt sich seinen Schlaf schon – du musst da gar nicht viel tun.
- bekommt ganz viel mit. Es erfasst unbewusst Stimmungen, das elterliche Befinden und vieles andere. Unterschätze das nicht.

Was kannst du für dein neugeborenes Kind tun?
In dieser Phase des Lebens machst du bestimmt sowieso automatisch das, was für so einen kleinen Menschen wichtig ist. Du gibst Ruhe, Geborgenheit und Nähe, du fütterst, kuschelst und wickelst. Du singst für das Baby und genießt die Zeit mit dem kleinen Wurm. Und genau das ist wichtig, das Kind baut nun ja mit dir eine intensive Bindung auf.
Achte darauf, dass die Umgebung reizarm ist – das Neugeborene wäre sonst schnell überfordert. Wichtig ist, dass sich die Mama wirklich noch erholen sollte. Vielleicht hat der Papa ja sowieso Urlaub oder Elternzeit nehmen können und kann Mama und Kind umsorgen.
Sicher wollen Verwandte und Bekannte den neuen Erdenbürger kennenlernen – gerne, aber lass dir Zeit. Wenn möglich, nicht alle auf einmal und auch erst in ein paar Tagen. Das darf man durchaus auch sagen. Diese erste Zeit gehört dir und euch!
Die Hebamme wird anfangs eine gute Ansprechpartnerin sein, du hast in Deutschland auf ihre Betreuung 12 Wochen Anspruch durch die gesetzlichen Krankenkassen. Und auch der Kinderarzt/die Kinderärztin kann bei Fragen helfen.
Eine Sache ist uns besonders wichtig, weshalb wir sie an dieser Stelle wiederholen: Dein Kind wird in einer rauchfreien Umgebung lebenslang viel gesünder sein, als wenn es passiv mitrauchen muss. Auch wenn es eine Kraftanstrengung ist, mit dem Rauchen aufzuhören: Du schaffst das!

Das Neugeborenenscreening

Es gibt einige Erkrankungen des Stoffwechsels, der Hormone und des Immunsystems, die man sehr früh erkennen und behandeln kann – um schlimmere Folgen zu vermeiden. Sie kommen nur bei 1 von 1000 Kindern vor und werden mit dem Neugeborenenscreening entdeckt, das seit 30 Jahren zu den Routineuntersuchungen nach der Geburt gehört. Die Untersuchung wird natürlich nur mit deiner schriftlichen Zustimmung vorgenommen.

36 bis 72 Stunden nach der Geburt muss deinem Kind dafür Blut abgenommen werden. Dies kann durch einen kleinen Stich in der Ferse erfolgen. Nur selten ist eine „richtige“ Blutentnahme aus der Vene nötig. Das Blut wird auf ein spezielles Papier getropft, getrocknet und von einem Speziallabor analysiert, das es auf 15 Erkrankungen untersucht. Das Ergebnis des Tests wird an den Arzt/die Ärztin übermittelt, der/die das Blut abgenommen hat. Du bekommst nur dann Bescheid, wenn etwas auffällig sein sollte. Hierfür musst du deine Telefonnummer auf einer Karte eintragen, die dir mit der Blutabnahme überreicht wird. Da Stress unter der Geburt die Werte beeinflussen kann, erfolgt in diesem Fall erst einmal eine Kontrolle. Diese wird zeigen, ob wirklich eine Erkrankung vorliegt. Auch wenn man die Krankheiten, die das Screening erkennt, nicht heilen kann, kann man viele davon durch eine frühe Behandlung positiv beeinflussen, um Schädigungen möglichst zu verhindern. In den meisten Fällen entwickeln sich die betroffenen Kinder dadurch ganz normal. **Die Untersuchung lohnt sich also auf jeden Fall!** Ohne das Screening würden die Erkrankungen meist nicht auffallen, auch den Fachleuten nicht, da so früh noch keine Auswirkungen zu erkennen sind und die Krankheit in den meisten Fällen zum ersten Mal in der Familie auftritt. Die Kosten für das Neugeborenenscreening werden von der gesetzlichen Krankenkasse übernommen.

Wie kann eine Behandlung aussehen? Manche Kinder brauchen eine Spezialdiät, damit das Gehirn keinen Schaden nimmt. Andere müssen täglich Medikamente nehmen, beispielsweise bestimmte Hormone. Ab dem Zeitpunkt der Diagnose übernehmen deshalb speziell ausgebildete Ärzte/Ärztinnen die Behandlung und eure Beratung.

DIE ANGEBORENE SCHILDDRÜSENUNTERFUNKTION

Sie tritt bei 1 von 3 000 bis 4 000 Kindern auf. Die Schilddrüse ist mit ihrem Hormon für die Entwicklung und das Wachstum von fast allen Organen und auch für das Gehirn notwendig. Von einer Unterfunktion betroffene Kinder sehen bei der Geburt meist relativ normal aus, weil die Hormone der Mutter das Kind über die Plazenta versorgt haben. Mit der Geburt fällt diese Versorgungsstraße aber weg. Die notwendigen Hormone fehlen und die weitere Entwicklung ist gestoppt. Dies kann sich schon im 2. Lebensmonat durch ein schlechtes Wachstum zeigen. Heute weiß man, dass dieser Hormonmangel am besten schon in den ersten zwei Wochen erkannt und behandelt werden muss. Unbehandelt kann die Intelligenz des Kindes dauerhaft verringert bleiben.

Sicher schlafen

Mit der Geburt eines Kindes melden sich zunehmend Ängste bei jungen Eltern. Immer wieder kursieren Geschichten vom plötzlichen Kindstod. In diesem Kapitel widmen wir uns deshalb dem wichtigen Thema Schlafumgebung.

Wenn ein Kind plötzlich und unerwartet vor dem ersten Lebensjahr verstirbt, wird das „plötzlicher Kindstod“ genannt. Zum Glück passiert das wirklich nur ganz selten; trotzdem waren es 2014 in Deutschland noch über 100 Kinder. Meist geschieht es nachts im Schlaf und Jungen sind häufiger betroffen als Mädchen. Seitdem man die Kinder nur noch auf dem Rücken schlafen lässt, ist die Fallzahl enorm zurückgegangen. Und hier kommen wir auch schon zu einem wichtigen Punkt: Du kannst dafür sorgen, dass das Risiko für dein Kind so gering wie möglich ist!

ANSCHEINEND LEBENSBEDROHLICHES EREIGNIS (ALE)

Vom plötzlichen Kindstod muss man das ALE unterscheiden, das anscheinend lebensbedrohliche Ereignis. In diesen Situationen atmen die kleinen Babys nicht mehr oder nur sehr schwach. Die Haut verfärbt sich und wird bläulich oder blass-weiß. Außerdem werden die Kinder plötzlich ganz schlaff. Dies kann im Schlaf oder im Wachzustand passieren. Meistens kann man die Kinder durch Kneifen an Hand und Fuß zum Atmen anregen. Manchmal muss man jedoch auch das Kind wiederbeleben. Wie das geht, erfährst du im Notfallkapitel (→ Notfälle). Da sich bei 10 % ein solches Ereignis wiederholt, musst du dein Kind umgehend einem Arzt/einer Ärztin vorstellen, der/die das Baby überwacht und nach Ursachen sucht. Außerdem bekommt ihr ein Reanimationstraining.

Dein Kind sollte im ersten Lebensjahr immer **auf dem Rücken schlafen.** Früher dachte man, dass die Kinder so an ihrem Erbrochenen ersticken können und hat sie deshalb auf den Bauch gedreht. Heute weiß man, dass sich Babys auf dem Bauch sogar eher verschlucken. Seit der neuen Empfehlung ist die Todesrate um über 80 % gesunken.

WENN DAS KIND IN RÜCKENLAGE NICHT EINSCHLÄFT

Mag dein Kind nur in Bauchlage oder auf dir einschlafen? Dann kannst du einfach warten, bis es eingeschlafen ist und drehst es dann um oder legst es ins Bett. Die meisten Kinder werden dabei nicht einmal wach. Wenn sich dein Kind selbstständig drehen kann und dies auch im Schlafsack selber tut, musst du es natürlich nicht wieder zurückdrehen. Dies ist meist mit 6–7 Monaten der Fall.

Dein Kind sollte im **eigenen Bett** auf einer festen und luftdurchlässigen Matratze schlafen. Es darf maximal zwei Zentimeter einsinken. Es gibt auch günstige Modelle, die diese Eigenschaften erfüllen. Für viele Elternbetten gibt es auch ein passendes Beistellbett, das du an deinem Bett befestigen kannst, was das nächtliche Stillen deutlich erleichtert. Das Bett sollte möglichst luftdurchlässig sein, damit sich die Wärme nicht dort staut. Betthimmel und Nestchen sind deshalb nicht zu empfehlen, auch wenn sie gemütlich aussehen. Kuscheltiere, Kissen, Decken oder andere Gegenstände, die sich dein Kind im Schlaf vor das Gesicht ziehen kann, haben ebenfalls nichts im Bett verloren.

FAMILIENBETT

Der Trend geht bei vielen Eltern dahin, von Anfang an gemeinsam im Familienbett zu schlafen. Das erleichtert auch das Stillen, weil die Mutter dazu nicht extra aufstehen muss. Das Stillhormon macht sie anfälliger für Bewegungen und Geräusche im Bett. Stillende Mütter schlafen oberflächlicher und bekommen kleine Veränderungen sicher mit. Manche Kinder und viele Eltern schlafen so ruhiger und Schlaf ist wichtig. Trotzdem ist es für dein Kind am sichersten, im eigenen Bett zu schlafen. Beachte auch, dass ins Familienbett niemand gehört, der raucht. Das schädigt dein Kind. Raus muss auch, wer Alkohol getrunken hat. Denn Alkohol führt dazu, dass man fester schläft und nicht merkt, wohin man sich dreht. Außerdem schlafen Mütter, die ihr Kind nicht stillen, ebenfalls fester. Kinder, die nicht gestillt werden, gehören deshalb ebenfalls auf jeden Fall ins eigene Bett, das außerdem babysicher sein sollte. Kissen etc., die deinem Kind in die Quere kommen können, müssen raus – sowohl im Familienbett als auch im eigenen.

Am sichersten schläft dein Kind in einem **Schlafsack**. Hier ist es warm eingepackt, ohne dass es sich etwas vor die Nase ziehen kann. Der Schlafsack passt, wenn die Halsöffnung nicht größer als der Kopf ist. Dein Kind sollte unten mindestens eine Handbreit Platz zum Strampeln haben. Je nach Jahreszeit und Temperatur im Schlafzimmer gibt es dicke und dünne Schlafsäcke. Das Kind sollte im ersten Lebensjahr am besten **im Elternschlafzimmer** schlafen. Denn deine regelmäßige Atmung im Schlaf regt dein Kind auch zum Atmen an. **Die optimale Schlaftemperatur im Zimmer ist für Babys 16–18 °C**. Das ist für viele Eltern eine Umstellung. Doch in diesem Temperaturbereich kommt es seltener zu einer Überhitzung des Kindes. Klar ist auch, dass man im Sommer solche Schlafzimmertemperaturen nicht hinbekommt. Schau aber, dass sich die Hitze im Zimmer nicht zu sehr staut. Lüfte abends, wenn es kühler wird.

SCHNELLE ABKÜHLUNG IM ZIMMER

Mit nassen Handtüchern vor dem geöffneten Fenster kannst du für zusätzliche Abkühlung im Sommer sorgen. Mit Fliegengittern und Vorhängen vor dem Fenster, damit es nicht zu sehr zieht, spricht auch nichts dagegen, mit geöffneten Fenstern zu schlafen. Außerdem gilt: Sperr die Sonne aus! Fenster zu und Rollläden runter, wenn die Sonne ins Fenster scheint.

Das Bett deines Kindes sollte auch nicht in der Sonne oder vor der Heizung stehen. Da die Kleinen ihre Körpertemperatur über den Kopf regeln, sollte dein Kind nie, und zwar **wirklich nie, mit Mütze im Bett** liegen. Du nimmst deinem Kind so die Möglichkeit, die überschüssige Hitze über den Kopf abzugeben. Zum Schlafen reichen Windel, Schlafanzug und Schlafsack. Nur selten, dann meistens in den ersten Lebenstagen, ist dem Kind so zu kalt.

TEMPERATURCHECK IM NACKEN

Du kannst mit einem einfachen Handgriff überprüfen, ob dein Kind zu kalt oder warm ist. Fühle mit zwei Fingern im Nacken deines Kindes. Ist es dort feucht, dann hat es geschwitzt. Du kannst eine „Lage" ausziehen oder einen dünneren Schlafanzug anziehen. Ist der Nacken leicht warm, ohne Feuchte – optimal. Ist das Kind im Nacken sehr kühl und schläft unruhig, dann zieh es wärmer an. Bedenke immer: Ein zu warmes Baby schläft zu fest und kann dadurch Probleme bekommen. Ein zu kühles Kind erfriert nicht. Es schläft unruhig und wird wach. Du kannst reagieren. Also lieber etwas zu kühl als zu warm anziehen!

Eine **rauchfreie Umgebung** ist wichtig. Viele Erkrankungen und eben auch der plötzliche Kindstod treten deutlich häufiger in Raucherhaushalten auf. Jetzt ist die Zeit zum Aufhören! Einen besseren Grund wird es sicher nicht geben. Auch Besuch, der raucht, muss ab jetzt draußen rauchen und bevor er zum Kind geht Hände waschen und die Kleidung wechseln, **denn dort haftet das Nikotin**.

Still dein Kind so lange wie möglich. Mindestens sechs Monate, aber auch länger ist wünschenswert. Stillkinder wachen leichter und öfter auf. Dadurch ist die Gefahr geringer, dass sie aufhören zu atmen und von der Atempause nicht wach werden. Ein **Schnuller zum Einschlafen** ist ebenfalls super. Auch wenn du stillst, spricht nichts dagegen. Du kannst den Schnuller zum Beispiel einführen, wenn sich das Stillen gut eingespielt hat. „Saugverwirrung" ist ein Mythos. Gerade aus der Vielzahl der im Krankenhaus behandelten Babys wissen wir: Schnuller und Stillen gehen wunderbar zusammen. Kinder, die im Schlaf den Schnuller im Mund haben, atmen besser. Nur Zwang hilft nicht. Will dein Kind den Schnuller nicht und würgt sogar – raus damit! Spuckt dein Kind den Schnuller im Schlaf aus, dann versuch nicht, ihn wieder reinzufriemeln. Das bringt nichts!

Du solltest dein Kind auch nicht zu fest einwickeln und so in Seiten- oder Bauchlage legen. Wenn du dich fürs **„Pucken“** interessierst, lass es dir richtig zeigen und bleibe wach, wenn das Kind gepuckt ist, um es im Blick zu haben.

Gerade in der Anfangszeit, wenn man selbst hundemüde ist, ist einem irgendwann jedes Mittel recht, damit das Kind schläft. Die Verlockung, sich auf faule Kompromisse einzulassen, ist groß. Tu das nicht! Frag Verwandte oder Freund/-innen, ob sie dir das Kind eine Stunde abnehmen können, leg dich ins Bett und schlafe. **Einfach schlafen!** Nicht Haushalt, nicht Wäsche. Dein Kind wird entweder geschmust oder durch den Park gefahren. Ihm geht es super und dein Umfeld freut sich über die Exklusivzeit mit deinem Kind. Mit der Aktion machst du also mindestens drei Menschen glücklich und dich wieder belastbarer.

Hast du zu Hause oder ambulant entbunden, musst du wissen: Der plötzliche Kindstod kann schon kurze Zeit nach der Geburt auftreten. Bedenke, dass so eine Geburt für dich und dein Kind anstrengend ist. Ihr werdet danach müde sein. Sehr müde! **Leg dein Kind also bitte ins Bett und schlaft euch aus.** Genießt dann wach und bewusst die Schmusezeit.

Die ersten Wochen

Dein Kind ist nun bereits 4–6 Wochen alt und der Alltag mit ihm hat begonnen. Das Baby hat sich schon in vielerlei Hinsicht stark verändert. Von außen betrachtet merkt man es vielleicht nicht so deutlich, aber dein Kind entwickelt sich gerade jeden Tag in atemberaubendem Tempo.

Dein Kind ...

- ist enorm gewachsen, hat gut zugenommen, reagiert wacher und aufmerksamer auf seine Umgebung.
- zeigt vielleicht erste Regelmäßigkeiten beim Schlafen oder Füttern, aber lange nicht immer.
- macht schon jetzt deutlich, dass es eine eigene Persönlichkeit hat. Die Beziehung zu Mama und Papa vertieft sich deutlich.
- bewegt sich noch ungezielt aber viel, Arme und Beine werden eher gestreckt als gebeugt. Die Arme sind aktiver als die Beine. Die Hände ballt das Kind meist zu einer lockeren Faust. Manchmal führt es die Hand Richtung Mund.
- hält seinen Kopf bereits etwas mehr, er ist aber noch sehr wackelig und muss gestützt werden. In Bauchlage dreht das Kind den Kopf auch zur Seite.
- sieht etwa 20 Zentimeter weit, beobachtet Mamas und Papas Gesicht, verfolgt es vielleicht auch schon ein wenig mit den Augen.
- zeigt das sogenannte Engelslächeln, ein unbewusstes Lächeln im Schlaf.
- hält inne, wenn es ein Geräusch hört, dreht aber noch nicht den Kopf zur Geräuschquelle.
- braucht weiterhin Berührung und Kuscheleinheiten von dir.
- kann Schreiphasen haben und die Nächte können immer noch sehr unruhig sein.
- produziert auch Laute, die Zufriedenheit, Hunger oder etwa Bauchschmerzen ausdrücken.
- pieselt sehr oft am Tag. Die Stuhlentleerung kann hinsichtlich der Konsistenz und der Häufigkeit wechselnd sein. Eine volle Windel mehrmals am Tag oder eine Stuhlentleerung mit mehreren Tagen Abstand – beides ist normal. Die Bandbreite ist vor allem bei Stillkindern sehr groß.

Ist das normal?

Auch und gerade in dieser Phase des Lebens gibt es vieles, was du an deinem Kind beobachten, aber nicht sicher einordnen kannst. Das können körperliche Merkmale sein. Ist etwa der Hautausschlag Neugeborenenakne oder etwas anderes? In diesem Alter schreit dein Baby im Durchschnitt pro Tag viel. Auch das ist normal! Du überlegst, ob es krankhaft ist, wenn das Kind dreimal nachts trinken will? Ob du zu wenig Muttermilch hast? Du fragst dich, ob die Geräusche, die das Kind produziert, oder das häufige Spucken so in Ordnung sind? All das ist tatsächlich meistens völlig in der Norm. Aber frag ruhig nach, denn alle Eltern müssen in dieser Zeit einfach lernen, solche Dinge einzuschätzen. Gesteh dir das zu! Dafür hast du eine Hebamme und den Kinderarzt/die Kinderärztin an deiner Seite.

Wie kannst du dein Kind fördern?

Überlege immer, welche Entwicklungsschritte gerade anstehen. Unsere Übersicht hilft dir dabei. Meist kommst du dann ganz von selbst darauf, was für dein Baby gerade wichtig ist.

- Weiterhin ist das, was frischgebackene Eltern ganz intuitiv für ihren kleinen Schatz tun, superwichtig. Du kuschelst, trägst das Baby, tanzt und redest mit ihm und singst. Du spielst ab und zu Musik für das Kind. Zu laute oder für das Kleine unangenehme Musik solltest du aber vermeiden. Auch Babyrasseln sind ein wertvolles Spielzeug. Es gibt tolle Modelle mit zarten Rasselgeräuschen, die angenehm für Babys Ohren sind – und die der Eltern.
- Überhaupt braucht so ein kleiner Wurm vor allem Ruhe!
- Du badest das Baby und cremst es ein, dabei streichelst und massierst du es. Vielleicht ist ein Babymassage-Kurs für euch das Richtige?
- Führe erste einfache Spielzeuge ein, die zum Beispiel zum Greifen animieren. Gehe mit deinem Kind spazieren, zeige ihm Gegenstände oder Spielsachen, die es gerne anschaut. Vielleicht meldest du es für einen Babyschwimmkurs an. Oder bei einer Krabbel-/PEKiP-Gruppe.

KÖRPERLICHE AUFFÄLLIGKEITEN – NICHT UNGEWÖHNLICH

Wenn der Kinderarzt/die Kinderärztin bei der Vorsorgeuntersuchung körperliche Probleme oder Entwicklungsstörungen feststellt, bedeutet das noch lange keine Katastrophe! Vielleicht hat das Kind zum Beispiel eine Lieblingsseite, zu der es sich immer dreht. Das kann das Köpfchen verformen oder Wirbelsäulenprobleme verursachen. Darum leitet dich der Kinderarzt/die Kinderärztin zu einer entsprechenden Lagerung des Kindes an oder verschreibt Krankengymnastik. Ebenso, wenn es ein Sichelfüßchen hat, die Achse des Fußes von unten betrachtet also nicht gerade, sondern gebogen ist. Dann sind entsprechende Massageübungen nötig.

Das erste Vierteljahr

Die ersten drei Monate sind für viele Eltern ein Meilenstein – zu Recht. Es ist unglaublich, was das Baby in den ersten Lebenswochen bereits alles gelernt hat.

Dein Kind ...

- entdeckt nun viel aktiver seine Umgebung. Es zeigt große Freude, wenn mit ihm kommuniziert oder gespielt wird. Der Säugling unterbricht dafür durchaus auch das Trinken. Er beobachtet Gegenstände und Personen.
- lächelt aktiv Personen an – eine große Freude für Eltern und Verwandte. Es hat eine intensive und enge Beziehung zu dir entwickelt. Du bemerkst schon erste Persönlichkeitsmerkmale.
- betrachtet seine Hände und bringt diese in der Mitte zusammen. Zwar noch unsicher, aber das Baby greift nun nach Gegenständen, schüttelt sie oder führt sie zum Mund. So kann es mit der Zunge auch Gegenstände abtasten.

- experimentiert mit dem Mund – spannend, was der so kann und welche Laute er hervorbringt.
- kann die Knie meistens schon mit den Händen berühren. In Rückenlage werden die Beine angehoben. Es strampelt.
- kann sich in Bauchlage auf den gebeugten Unterarmen abstützen und den Kopf schon recht stabil halten. Manchmal rollt es sich dann – eher ungeplant – wieder in die Rückenlage.
- will oft schon etwas mehr sehen. Wenn ein Gegenstand aus dem Blickfeld gerät, sucht es ihn aber noch nicht. Weg ist weg!
- hat nun oft schon einen regelmäßigen Schlaf-Wach-Rhythmus und feste Essenzeiten. Gerade hier gilt aber: Es ist normal, wenn das mit dem Schlafen noch nicht so gut klappt. Jedes Kind hat sein eigenes Tempo.

Ist das normal?

Ab diesem Alter wirst du wahrscheinlich erstmals bemerken, wie groß die Bandbreite ist, was die Entwicklungsfortschritte angeht. Mach dir aber keine Sorgen, wenn das Kind einer Freundin etwas kann, was dein Baby noch nicht meistert. Das Drehen auf den Bauch oder auf den Rücken zum Beispiel kann etwa im Alter von 3–7 Monaten erlernt werden – eine große Spanne. Manche Kinder lassen das Drehen auch aus und beginnen gleich zu krabbeln. Oder bevorzugen nur eine Drehrichtung. Auch erste Greifversuche beginnen zu etwas unterschiedlichen Zeitpunkten. Und das alles ist typischerweise völlig in Ordnung. Auch in diesem Alter kann es recht lange Schreiphasen geben, die an sich okay sind. Aber eben sehr anstrengend!

Wie kannst du dein Kind fördern?

Natürlich hast du gesehen, was dein Baby nun schon kann oder was es gerade trainiert. Und auch, was es interessiert. Und genau da setzt du an:

- Es will greifen, erkunden und erforschen. Es will verschiedene Materialien ertasten und fühlen. Ob es nun Greifringe oder ähnliches Spielzeug sind oder ungefährliche, aber für dein Baby spannende Gegenstände aus dem Haushalt – egal. Vergiss nicht, für dich sind die Dinge alle bekannt. Aber für dein Kind neu, unbekannt und hochinteressant. Lass es verschiedene Reize spüren, etwas Weiches, etwas Flauschiges, etwas Glattes oder etwas Raues. Leg Wert auf Spielzeug aus Materialien, die sich gut anfühlen, lieber etwas weniger, dafür hochwertiger. Vermeide elektronisches Spielzeug, es ist für ein kleines Kind nicht sinnvoll.
- Dein Baby mag meist sehr gerne Körperkontakt und Massagen. Wenn es sich schon etwas drehen möchte, kannst du es animieren, indem du dich oder ein Spielzeug neben es legst. So muss das Kind sich zum Spielen zur Seite drehen. Wenn dein Kind ein neben ihm liegendes Spielzeug mit dem Blick verfolgt und du diesen Gegenstand etwas nach oben schiebst, wird sich dein Schatz automatisch auch etwas zur Seite drehen. Gleichzeitig kannst du das gebeugte Beinchen der Gegenseite nehmen und das Knie sanft und langsam (über die Mitte und das andere Beinchen hinweg) zur Gegenseite führen. Oder du nimmst das gebeugte Beinchen und führst das Knie vorsichtig (über die Mitte und das andere Beinchen hinweg) zur Gegenseite. Dein Kind dreht dann mit.
- Bitte sprich und sing weiter viel mit deinem Baby. Es wird in seiner Sprache antworten. Gurre, summe oder blubbere zurück. Das Kind hat schließlich etwas zu dir gesagt und wundert sich sonst, warum es keine Antwort bekommt!
- Auch wenn dein Kind vielleicht will, weil es so mehr sieht: Setz es nicht frei hin, das kann es noch nicht. Sitzen belastet die Wirbelsäule in diesem Alter viel zu stark.

- Wenn du schon Krabbelgruppen, Babyschwimmen oder Ähnliches begonnen hast, ist es erstmal bestimmt ausreichend, was du an Förderung tust. Dein Baby soll ja keinen „Förderstress“ haben. Manche Kinder kommen zudem schon früh in der KiTa. Da brauchen sie dann auch mal Ruhe im häuslichen Umfeld.

MEDIENNUTZUNG

Flimmerkiste aus! Kinder sollten vor dem 3. Lebensjahr keine Medien konsumieren. Und auch bis zum 6. Lebensjahr sollte dies bitte nicht regelmäßig passieren. Versuche, den Medienbeginn so weit wie möglich nach hinten zu schieben. Dein Kind kann das Gesehene nicht einordnen und verarbeiten. Es ist schlichtweg überfordert. Ein Videochat mit Oma oder Opa ist aber natürlich okay. Dies ist als direktes Gespräch zu werten. Achte vor allem darauf, dass du dein Kind im Umgang mit und der Nutzung von Medien nicht allein lässt. Damit es medienkompetent werden kann, braucht dein Kind dich.

Mediennutzung nach Alter

0–3 Jahre:	Hörmedien max. 30 Min. Bildschirmmedien am besten gar nicht
3–6 Jahre:	Hörmedien max. 45 Min. Bildschirmmedien am besten gar nicht; max. 30 Min.
6–10 Jahre:	Hörmedien max. 60. Min. Bildschirmmedien in Summe max. 45–60 Min.

Quelle: BZgA; Bildschirmmedien = Fernseher, Tablet, Handy etc.

Ausnahmen dürfen sein. Ist ein Computerspiel neu oder müsst ihr den siebten Regentag in Folge im Haus überbrücken, kann die Zeit auch überschritten werden. Macht dafür immer wieder „medienfreie“ Tage aus. Letztendlich legt jede Familie ihre eigenen Regeln fest. Überprüft euch regelmäßig, damit die Zeiten nicht zu viel werden. Und nochmal: Lass dein Kind mit dem Thema nicht allein. Es sollte eine bewusste Mediennutzung und keine Mediensucht vorgelebt bekommen. Du bist das Vorbild für einen verantwortungsvollen Konsum.

Schon ein ganzes halbes Jahr

Nun sind tatsächlich sechs Monate vergangen – und was ist seither nicht alles geschehen in der Entwicklung deines Kindes! Sie verläuft wirklich rasant.

Dein Kind ...

- nimmt mit großen, wachen Augen am Alltag und seiner Umgebung teil; nichts entgeht ihm. Die Welt muss erforscht werden.
- beginnt zu verstehen, dass es eigenständig in seiner Umgebung etwas verändern kann. Erst ab einem Alter von 9 Monaten versteht es allerdings das Prinzip von Ursache und Wirkung. „Ich tue etwas – und das hat Folgen!" – selbst diesen für uns Erwachsene so völlig klaren Zusammenhang muss ein Kind sich erst erschließen. Vergiss nicht, ein kleines Kind lernt durch Ausprobieren und Nachahmen.
- lacht gerne und laut und gluckst. Es lacht Menschen an, plaudert und freut sich, wenn jemand mit ihm spielt.
- liebt das „Kuckuck-Spiel" und verfolgt mit den Augen Gegenstände, die ihm aus der Hand fallen. Es versucht auch, diese Gegenstände wiederzubekommen. Wird ihm etwas weggenommen, ärgert es sich.
- kann nun Farben sehen, möglicherweise noch blasser als Erwachsene, und etwas weiter entfernte Gegenstände oder Personen.
- lauscht auf Geräusche und wendet sich einer Geräuschquelle zu.
- hebt in Rückenlage die Beine und Füße an und greift sie oder lutscht an den Zehen. Es dreht sich in die Bauchlage. Dort kann es sich mit gestreckten Armen abstützen.
- will oft schon sitzen. Es kann zwar meist mit Unterstützung sitzen und dabei die Rumpfmuskeln relativ gut kontrollieren, indem es sich mit den Armen nach vorne abstützt. Das Kind kann sich aber meist noch nicht selbst aufsetzen.
- hat nun eine gute Kopfkontrolle.

- streckt die Arme und Beine immer mehr. In den ersten Monaten hatte ja die Beugehaltung überwogen.
- beginnt zu robben oder zu kriechen, eventuell auch schon zu krabbeln. Dieser Entwicklungsschritt passiert zwischen dem 5. und 13. Lebensmonat und kann auch übersprungen werden, ohne dass es irgendwelche Auswirkungen hat. Beim Krabbeln hebt dein Schatz im Unterschied zum Kriechen bereits den Bauch vom Boden hoch.
- greift nun mit der ganzen Hand, beginnend vom kleinen Finger her, und lässt Gegenstände fallen und angelt sie sich wieder.
- kann Hände und Augen immer besser koordinieren. Es gibt Gegenstände von der einen in die andere Hand, tastet sie ab, schaut sie an und steckt alles in den Mund.
- erzählt: Es bildet verschiedene Tonhöhen und Lautverbindungen. Faszinierenderweise kann man diese Laute schon der späteren Muttersprache zuordnen. Ein deutsches Baby lautiert anders als ein englisches oder ein chinesisches. Mama und Papa können schon Silbenketten wie „dadada" zu hören bekommen.
- beginnt zwischen fremd und vertraut zu unterscheiden. Das ist für dich sehr auffällig. Ja, dein Nachwuchs fremdelt!

Ist das normal?

Sei beruhigt, dein Kind muss mit einem halben Jahr noch nicht völlig frei sitzen oder sich aufsetzen können. Das kann zu sehr unterschiedlichen Zeitpunkten erfolgen, grob zwischen dem 5. und 9. Lebensmonat. Immer wieder beobachtet man, dass Kinder sich besonders schnell in einem Bereich entwickeln, in einem anderen dafür langsamer. Das ist normal und in Ordnung. Auch wie geschickt es schon greift oder ob es sich damit noch etwas Zeit lässt, ist von Baby zu Baby unterschiedlich. Keine Sorge, alles gut.

Wie kannst du dein Kind fördern?
In diesen Monaten stehen Themen wie das Greifen, die zunehmende Beeinflussung der Umwelt, das Begreifen von Ursache und Wirkung, das Sitzen und die zunehmende Mobilität deines Kindes im Zentrum. Und dabei kannst du dein Kind unterstützen:

- Die Spielsachen dürfen nun schon etwas komplexer sein. Ein Spielebogen fasziniert die Kinder sehr. Bauklötze, Stapelbecher und Greifringe sind toll. Erste (Fühl-)Bücher betrachtet das Kind gerne und „begreift" sie im wahrsten Sinne des Wortes. Aber auch jetzt sind oft ganz einfache Gegenstände aus dem Haushalt einfach klasse. Ein kleiner Topf und ein Kochlöffel – und schon kann man erkunden, trommeln, kochen und vieles mehr. Ein Schneebesen mit einem Korken oder Ähnlichem darin und dein Baby ist lange beschäftigt. Eine Spiegelfolie und das Kind macht ganz neue Entdeckungen. Eine Rolle Toilettenpapier und das Kind kann fühlen und seine Handmotorik üben. Sei erfinderisch.
- Bewegungsspiele mit Musik lieben die Kinder ebenfalls. Es gibt dazu tolle Reime, Verse und Lieder, die man mit verschiedenen Anreizen wie Streicheln etc. kombinieren kann. Und vergiss nicht das Singen, auch beim Spielen. Es ist schön, begleitet, beruhigt und muntert auf. Dein Kind liebt das. Und natürlich kann man schon die Fortbewegung attraktiv machen. Nutze die Neugier deines Kindes. Und ganz banal: Mach dem Baby zum Beispiel einfach mal vor, wie man krabbelt! Es lernt auch durch Nachahmung.
- **Profi-Tipp:** Bevor (!) dein kleiner Schatz sich fortbewegen kann, solltest du einmal durch die ganze Wohnung krabbeln und darauf schauen, wo Gefahrenquellen lauern. Und schon wirst du hier die vergessene Steckdose ohne Schutz entdecken, da das Kabel (an dem man ziehen und den Wasserkocher herunterziehen könnte) und dort eine Kante oder Ecke, an der man sich verletzen kann. Denk an heiße Kamine und Schränke mit Putzmitteln! Man sieht so manche Gefahrenquelle erst aus der Perspektive des Kindes. Vielleicht braucht ihr ein Treppengitter?

- **Bitte benutzt kein Gehfrei.** Diese sind entwicklungstechnisch völlig ungeeignet, da sie die motorische Entwicklung verzögern und sehr unfallträchtig sind.
- Mach dein Handy öfter aus. Dein Kind profitiert von Blickkontakt und Interaktion. Außerdem gibt es Studien, die zeigen, wie gefrustet schon die ganz Kleinen sind, wenn die Aufmerksamkeit der Eltern nicht voll bei ihnen ist.

Der 1. Geburtstag

Dein kleiner Sonnenschein hat in den letzten sechs Monaten unglaublich viel gelernt. Er ist nun kein Säugling mehr, sondern ein Kleinkind und bereits eine richtige Persönlichkeit. Jetzt geht es raus in die große weite Welt!

Das Kind …

- ist deutlich gewachsen und zahnt wie wild.
- setzt sich nun hin und kann stabil, auch längere Zeit, sitzen. Dabei kann es die Hände zum Spielen benutzen und sich herumdrehen.
- krabbelt nun schon fleißig durch die Wohnung. Manche Kinder zeigen den Bärenstand – auch die Knie berühren nicht mehr den Boden.
- kann sich an Mama und Papa oder an Gegenständen hochziehen und stehen. Es hangelt sich seitlich an Möbeln entlang, etwa der Couch.
- kann an den Händen gehalten oft schon laufen, manchmal sogar frei. Der erste freie Schritt ist ein ganz besonderer Augenblick und wir Eltern können ihn verständlicherweise oft gar nicht erwarten. Aber Kinder haben ihren eigenen Zeitplan. Wenn dein Kind noch etwas Zeit braucht, ist das in Ordnung. Lieber bleibt es noch ein bisschen am Boden. Der Körper merkt, was für die Wirbelsäule bereits machbar ist und passt sich an individuelle Voraussetzungen an.

- greift nun schon sehr sicher, zeigt auch den sogenannten Pinzettengriff: Daumen und Zeigefinger heben zum Beispiel einen Brotkrümel auf. Gezieltes, lockeres Loslassen ist manchmal noch schwer, weswegen das Türmchenbauen oft noch nicht gelingt. Es drückt zu stark.
- kann mit Unterstützung aus einer Schnabeltasse trinken, für den Gebrauch des Löffels fehlt aber noch die Koordination.
- sieht nun in die Ferne, hat aber ein viel schmaleres Gesichtsfeld als die Eltern. Es kann also im äußeren Bereich des Gesichtsfelds Dinge noch lange nicht sehen, während Erwachsene dies eben schon können. Das ist bis ins Schulalter so.
- hört gut und schaut zu Geräuschquellen hin, um sich dann aber meist rasch wieder dem Spielen zuzuwenden.
- kann sich auch schon ein wenig für sich selbst beschäftigen. Aber es schaut auch immer wieder, ob Mama oder Papa noch da sind. Damit die ja nicht verloren gehen!
- sagt manchmal schon zwei bis drei verständliche Worte. Es erzählt und lautiert viel. Und dein Kind macht dabei ganz klar Mamas und Papas Sprachmelodie nach, aber auch Gestik oder Mimik.
- hört auf seinen Namen. Und es erkennt Dinge und Personen wieder.
- spielt viel und ausdauernd und mit großem Ernst. Es gibt anderen Personen Dinge und legt Gegenstände in Behälter. Es verbringt viel Zeit mit Einräumen und Ausräumen – ein tolles Spiel.
- wirft Gegenstände herunter. Nicht, um deinen Rücken zu strapazieren, sondern um das Loslassen zu üben, das Prinzip von Ursache und Wirkung auszuprobieren und um zu erfassen, wie hoch etwas eigentlich ist.
- tanzt und bewegt sich gerne zu Musik.
- hilft beim An- oder Ausziehen, streckt zum Beispiel einen Arm hin. Vielleicht hilft es auch schon beim Zähneputzen.
- macht ganz viele Sachen nach oder versucht dies zumindest. Es hält zum Beispiel einen Gegenstand an den Kopf und spielt telefonieren.

- zeigt auf Gegenstände, gerade auch, wenn es diese haben möchte. Außerdem sind die Kinder schon sehr schlau, auch versteckte Gegenstände finden sie wieder.
- zeigt ganz deutlich Gefühle und Freude. Und wenn es aufgeregt oder wütend ist, kann es sich immer besser allein beruhigen.

Ist das normal?

Dein Kind entwickelt sich gut – auch wenn es zu seinem ersten Geburtstag noch nicht den ersten freien Schritt gemacht hat! Denk an die enorme Bandbreite des Normalen. Der erste freie Schritt kann bei völlig normaler – und guter – Entwicklung mit 9 Monaten, aber auch mit 18 Monaten erfolgen. Manche Kinder laufen zunächst gar nicht und rutschen auf dem Popo herum ... Und all das ist normal. Lass dich auch sonst nicht verunsichern. Dein Kind sagt noch nicht „Mama" oder „Papa"? Auch das ist noch völlig im Rahmen! Kleiner Tipp aus der Praxis: Nicht vergleichen! Nicht mit Geschwistern und nicht mit Kindern aus der Bekanntschaft oder Verwandtschaft.

Oft zeichnet sich bereits im Babyalter ein Thema ab, das die Familien auch später begleitet: In den Augen der Eltern isst das Kind zu wenig. Das bereitet ihnen große Sorgen. Eltern wollen ihr Kind doch gerade gut ernähren. Damit es etwas isst, werden entweder nur noch bestimmte Nahrungsmittel und Speisen angeboten, Süßes verabreicht oder neben dem Essen ein buntes Bespaßungsprogramm veranstaltet. Damit der Zwerg bloß isst! Vermeide solche Abläufe. Dein Kind holt sich schon, was es braucht, und wird nicht verhungern, auch wenn es mal etwas weniger erwischt! Entspanne, es steht genug auf dem Tisch. Lass dein Kind machen. Wer aufsteht und nichts will, ist fertig und kann zur nächsten Mahlzeit gerne wieder etwas haben. Das ist in Ordnung. Nur gib deinem Kind bis dahin nichts Süßes.

Wie kannst du dein Kind fördern?

Wie gesagt, nun geht es raus in die weite Welt! „Mama, hey, ich bin jetzt mobil!“ Die Kinder wollen motorisch aktiv sein. Und da kannst du dein Kind abholen.

- Dein Kind schiebt gerne Sachen herum oder zieht etwas hinter sich her. Warum also nicht ein Nachziehtier schenken? Du kannst aber auch einfach ein Spielzeug an eine Schnur binden. Aus- und Einräumspiele sind jetzt gefragt: Nimm zwei Kisten dafür her und mach es deinem Kind vor. Das da rein, das hier rein! Kinder lieben es, zu schaukeln. Steck- und Sortierspiele sind hoch im Kurs. Motorikspielsachen, die viele Sinne ansprechen, wird dein Kind stundenlang bespielen. Einfache Xylofone animieren zum Musikmachen. Bücher sind die Tür in die weite Welt. Auch einfache Autos oder Puppen lieben Kinder in diesem Alter. Aber auch Naturmaterialien sind wichtig, ein Sandkasten ist fast schon unentbehrlich. Wenn zu Hause kein Platz ist oder eure finanziellen Möglichkeiten nicht ausreichen, besucht öfter den Spielplatz. Dort trainiert das Kind auch gleich seine sozialen Fähigkeiten.
- Ganz einfache Dinge aus dem Haushalt können die schönsten Spielobjekte sein. „Wenn Papa kehrt, will ich das auch tun und helfen!“ Lass dein Kind viele Erfahrungen machen, mit allen Sinnen. Das bedeutet auch: loslassen. Das Kind muss auch einmal auf die Nase fallen dürfen. Und achte auf Pausen und Ruhe. Denk an Unfallverhütung. Egal, für wie unwahrscheinlich du eine Gefahr eingeschätzt hast.
- „Spielen ist die höchste Form der Forschung.“ – Dieses Zitat stammt von Albert Einstein. Dein Kind erforscht, probiert alles aus, denn nur so kann es die Welt und seine Mitmenschen verstehen lernen. Erklärungen kann es noch nicht nachvollziehen. Es gibt Völker, die das Spielen der Kinder als heilig ansehen. Darin liegt viel Wahres. Spielen ist etwas unendlich Wichtiges, das man gar nicht genug unterstützen kann. Dafür muss auch im Alltag Zeit sein. Und super wichtig: Spiel mit! Handy aus!

- Bedenke noch eines: Meist sind zu viele Spielsachen im Kinderzimmer. Das überfordert die Kinder. Weniger ist mehr. Du solltest immer mal wieder etwas weg- und etwas anderes herräumen. Das macht ein Spielzeug dann auch wieder interessanter. Manchmal stellen wir Eltern den Kindern beim Spielen ein bisschen zu viele Fragen. Dein Kind tut sich leichter, wenn du spielbegleitende Sätze eher als Feststellung formulierst.
- Last but not least gibt es auch für so kleine Kinder bei Volkshochschulen, den Kirchengemeinden oder sonstigen Trägern ein riesiges Angebot.
- Noch ein Wort zum Zähneputzen: Lass dein Kind ruhig erstmal machen. Putze selbst deine Zähne, so sieht es, dass Mama und Papa das auch tun müssen. Aber hilf immer nach. Erst ab der 3.-4. Klasse können die Kinder das Zähneputzen so gut, dass man ihnen nicht mehr helfen muss. (→ Zahnpflege und Vitamine)

2 Jahre und es spricht und es trotzt

Unglaubliche 2 Jahre ist dein Kind nun alt und schon ziemlich groß und selbstständig geworden. Du erkennst schon sehr gut bestimmte Charaktermerkmale.

Dein Kind ...

- beginnt nun, mehr zu sprechen beziehungsweise neue Worte zu lernen, spricht gerne und beherrscht einen aktiven Wortschatz von etwa 50 Wörtern. Es versteht aber deutlich mehr Worte. Vielleicht gelingen ihm sogar schon Zwei-Wort-Sätze: „Papa da!“. Dein Kind plappert alles nach und kann einfache Aufforderungen umsetzen.
- ist nun auch im Trotzalter angekommen, was für dich durchaus anstrengend sein kann. (→ Ist das noch die Trotzphase?)
- läuft nun sehr sicher, auch rückwärts kann es gehen; es stoppt bei Bedarf oder kann um Hindernisse herumgehen. Es kann ohne Hilfe vom Boden aufstehen.

- hüpft ein wenig, zum Beispiel von der letzten Stufe, und klettert gerne auf Möbel. Es läuft Treppen, aber meist noch mit Nachstellschritt.
- kann einen Fußball schießen, Bälle werfen und wahrscheinlich Laufrad fahren. Treten wie beim Dreirad klappt meist aber noch nicht.
- ist nun auch feinmotorisch schon sehr geschickt. Es kann Bonbons auspacken, sechs bis acht Bauklötzchen stapeln und mit Freude kritzeln. Es kann Deckel, zum Beispiel von einer Flasche, aufdrehen.
- betrachtet gerne Bücher und erkennt Bilder. Das Umblättern auch dünner Seiten gelingt gut.
- lässt nun eine klare Händigkeit erkennen, wenn es Rechtshänder ist. Linkshänder lassen sich meist ein wenig mehr Zeit.
- kann eine Weile für sich allein spielen. Aber die normale Zeit, die das Kind ungeteilte Aufmerksamkeit aufbringen kann, ist dennoch sehr kurz.
- spielt nun oft seinen Alltag und seine Umgebung nach. Die Puppe bekommt zum Beispiel zu essen und wird schlafen gelegt. Aber auch „So tun als ob"-Spiele werden gespielt. Die Puppe sitzt nun auf dem Sofa und das Kind tut so, als ob die Puppe Bus fährt.
- kann Formen nach dem Versuch- und Irrtumsprinzip zuordnen.
- geht bei Tisch sicher mit dem Löffel um.
- kann sich schon Socken ausziehen oder versucht, in Schuhe zu schlüpfen.
- macht Tätigkeiten nach, die es bei Mama und Papa sieht.
- fordert sehr viel Aufmerksamkeit ein.
- kann Gefahren noch nicht abschätzen. Im Gegenteil, es ist eher überzeugt, dass es alle Aufgaben und Tätigkeiten ebenso wie die Eltern beherrscht.
- kann noch nicht gut warten. Um es mit dem Schriftsteller Axel Hacke zu sagen: „Kinder sind Sofortisten!"

Ist das normal?

Bei der Sprachentwicklung ist es in besonderem Maß so, dass vieles normal sein kann. (→ kinder- und jugendpsychiatrische Fragen) Ein Kind kann auch erst deutlich nach dem 2. Lebensjahr in die Phase des sogenannten Wortspurts eintreten, in der es jeden Tag neue Wörter lernt und die Entwicklung sich überschlägt. Auch das „Zwei-Wort-Satz"-Stadium kann erst später erreicht werden. Dennoch wäre dein Kind definitionsgemäß ein sogenannter „late talker" und der Kinderarzt/die Kinderärztin würde hier die Entwicklung zunächst engmaschiger kontrollieren und mit dir besprechen. Du wirst dann zu einem sprachfördernden Verhalten angeleitet und ihr vereinbart einen Kontrolltermin. Meist gibt sich der Rest von allein! Auch in motorischer Hinsicht gibt es vieles, was erlaubt ist. Wenn das Kind nicht von der letzten Stufe hüpft, muss das kein motorisches Problem sein, sondern kann auch daran liegen, dass dein Kind Angst hat, weil es einmal eine entsprechende Erfahrung gemacht hat.

DIE TROTZPHASE

Trotzen ist anstrengend – aber notwendig! Wichtig ist also zunächst dein liebevolles Verständnis für den kleinen, tobenden Wutzwerg.

Wieso trotzen Kinder überhaupt?
Die Trotzphase wird in allen Kulturen beschrieben und sie kommt immer zur selben Zeit. Entwicklungsgeschichtlich sind Zornanfälle ein Mittel, das Kinder nutzen, um noch ein bisschen länger der stark umsorgte kleine Mensch zu bleiben, für den ab seiner Geburt alles getan wird. Das Kind sichert sich die Aufmerksamkeit und die Kraftreserven seiner Eltern. Auf der anderen Seite steckt das Kind mittels der Trotzanfälle seinen Freiraum ab. Es entwickelt seinen Willen und lernt langsam, Gefühle und Frustration zu regulieren und zu warten, bis es etwas Gewünschtes bekommt. Wie auch

immer: Denk dran, dass das Trotzen auf dem Weg in die Selbständigkeit und für die Loslösung ein wichtiger Schritt ist! Zudem hat ein kleiner Mensch einfach auch weniger Reaktions- und Ausdrucksmöglichkeiten als Erwachsene und erlebt eine Situation sicher völlig anders als die Eltern. In den Augen des Kindes ist es selbst das Zentrum des Universums. Das Kind hat das Trotzen jedenfalls auf der Festplatte, das Programm läuft ab und das Kind kann gar nichts dafür. Puh, ein Kind zu sein ist nicht einfach!

Wie kannst du dein Kind fördern?

Wir Eltern müssen unseren trotzenden Nachwuchs also verstehen. Natürlich müssen wir dennoch, wo nötig, zwar liebevoll, aber bestimmt eine gewisse Grenzsetzung betreiben. Aber das Kind auch machen lassen, auch einmal bestimmen und eine blutige Nase riskieren lassen. Und bitte: nach dem Zornanfall durchatmen, Krönchen richten und wieder zu einem normalen Alltag zurückkehren.

- Dein Kind hat nun viel Spaß an Fädelspielen mit großen Perlen und dicker Schnur. Auch Verkaufsspiele findet es toll. Dazu braucht es keinen großen Geldbeutel: ein Körbchen, der Kindertisch und ein paar Spielsachen darauf. Schon kann der Kaufladen eröffnet werden. Ihr übt damit „Bitte“ und „Danke“. Das Verkaufsspiel ist wunderbar für die Eltern-Kind-Beziehung und das Bindungsverhalten.
- Zur Sprechentwicklung: Generell – und bei spätem Sprechbeginn sowieso – sollte man das Kind „in Sprache baden“, also ganz viel mit ihm reden, spielen, singen, vorlesen und auch den gesamten Alltag sprachlich kommentieren. Fordere das Kind heraus – stell keine „Ja-Nein“-Fragen, sondern frag so, dass das Kind sein Anliegen formulieren muss. Wiederhole, was es gesagt hat: „Du hast gerade gefragt, ob du dies oder jenes haben kannst!“ Das Kind soll das von ihm Gesagte nochmals richtig hören und auch deinen Mund beobachten können.
- Lasst Fernseher und Tablet weg – die Medien hemmen die Sprachentwicklung. Ebenso der Schnuller. Den braucht dein Kind in

diesem Alter nicht mehr. Auch wenn es ihn vielleicht noch mit Nachdruck einfordert.
- Musikalische Früherziehung kann auch ein Baustein in der Förderung deines Kindes sein.

Zeigen sich motorische und sonstige Unsicherheiten, ist das meist nicht besorgniserregend. Viele Spiele fördern die Bewegungsfreude. Ob kleine Parcours, Ausflüge in den Wald, Kinderturngruppen oder Ballspiele – sie alle fördern Motorik, Koordination, Gleichgewicht und Wahrnehmung. Und machen meist Kindern UND Eltern Spaß.

DEN SCHNULLER ABGEWÖHNEN

Du kannst dein Kind bereits **ab dem Alter von 6 Monaten** langsam vom Schnuller entwöhnen. Denn ab hier lässt der angeborene Saugreflex nach. Die Kinder haben dann eher ein Kaubedürfnis. Biete ihm also öfter Beißringe oder ein beißfestes Schmusetuch/-tier an. Außerdem sollte dein Kind ab dem 2. Lebensjahr nicht mehr aus dem Fläschchen mit Sauger trinken.

Ist dein Kind schon Älter (**ab 18 Monaten**) kannst du auch gerne ein Schnullerabschiedsfest feiern. Mit Gästen und feierlicher Entsorgung aller Schnuller. Dafür kann dann ein ersehntes Geschenk überreicht werden. Oder die Schnullerfee kommt und nimmt den Schnuller für ein kleines armes Baby mit, das bis dahin noch keinen hat. Dafür lässt es ein kleines Geschenk da.

Egal für welchen Weg du dich entscheidest: Bleib bei deinem Entschluss! Hilf deinem Kind dabei, den nächsten Entwicklungsschritt zu erreichen. Starte in einer ruhigen Phase und nimm dir Zeit dafür.

Spätestens bis zum 3. Geburtstag sollte der Schnuller weg sein. Dann drohen Fehlstellungen in den Zähnen und Sprachstörungen. Außerdem werden die Kinder älter und kommen in die Trotzphase. Hier wird es meist nur noch schwieriger.

3 Jahre und es wird immer eigenständiger

Mit seinen 3 Jahren ist dein Kind nun schon eine ziemliche Persönlichkeit geworden. Die Sprachentwicklung macht rasante Fortschritte. Dein Kind wird nun immer eigenständiger – und das ist auch gut so. Der Babyspeck schmilzt nun dahin, das Kind wächst mehr in die Höhe.

Dein Kind ...

- versteht nun sehr vieles, auch was Erwachsene untereinander sagen. Es hat einen Wortschatz von über 400 Worten. Aktiv spricht es in Drei- bis Fünf-Wort-Sätzen mit erster Beachtung von grammatikalischen Regeln. An einem einfachen Gespräch kann sich dein Kind beteiligen, was dir ganz neue Einblicke in seine Gedankenwelt gibt. Und es fragt und fragt und fragt ...
- rennt und läuft sicher vor-, rück- oder seitwärts. Es geht Treppen hoch und runter, auch ohne sich festzuhalten. Das Kind kann an deiner Hand balancieren, es klettert und rennt auch um Hindernisse geschickt herum und kann ganz kurz auf einem Bein stehen.
- kann meist Dreiradfahren. Es kann einen Ball werfen, aber auch mit deiner Unterstützung fangen.
- ist nun in der Regel erkennbar Rechts- oder Linkshänder. Manche Kinder brauchen aber auch länger.
- baut größere Türme, kann schon ein wenig mit der Schere schneiden, fädeln und mit Gabel und Löffel essen.
- hält den Stift oft noch im Faustgriff. Wichtig ist, dass man die Kinder in diesem Alter unbeeinflusst malen lässt. Die Stifthaltung ist in diesem Alter noch nicht so wichtig. Der Spaß dagegen schon!
- kennt die vier Grundfarben mehr oder weniger sicher und kann Formen erkennen und zuordnen.
- liebt „So tun als ob"-Spiele. Es spielt damit nach, was es erlebt, nimmt verschiedene Rollen ein und denkt sich in andere Personen

hinein. Eine gute Art, Emotionen besser zu verstehen. „So tun als ob"-Spiele gehen ins Rollenspiel über. Dein Kind entwickelt dadurch Eigen- und Fremdwahrnehmung und ein gutes Sozialverhalten.

- wendet sich nun immer mehr den Gleichaltrigen zu. Es kann und will mit anderen Kindern zusammenspielen und an Aktivitäten des täglichen Lebens teilnehmen. Nicht immer ist das eine Hilfe – aber versuche, es möglichst einzubinden, damit es lernen kann.
- wäscht die Hände selbst, zieht sich aus und versucht auch, ein wenig Ordnung zu halten.
- ist vielleicht schon trocken. Etliche Dreijährige sind es aber noch nicht.
- weiß nun sehr gut, ob es ein Mädchen oder ein Junge ist.
- hat noch keinen Zeitbegriff: Später ist das Gleiche wie morgen – also nie! Alles muss sofort geschehen. Eine große Herausforderung für deine Nerven.
- beginnt, sich in kleinen Schritten loszulösen. Die Bindung, die sich zwischen euch aufgebaut hat, ist wertvoll. Nun müsst ihr aber beide auch lernen, dass dein Kind selbstständiger wird. Das ist gut und normal.
- trotzt noch immer, es zeigt seinen eigenen Willen und seine Persönlichkeit.
- entwickelt aber auch erste Ansätze von Selbstkontrolle: Es kann Handlungen ein wenig planen und zeigt Anfänge von Frustrationstoleranz. Richtig zu warten und geduldig zu sein gelingt meist aber erst ab dem Schuleintrittsalter.
- schafft zwischen dem 2. und 4. Lebensjahr den Mittagsschlaf ab. Das ist normal, wenn auch anfangs anstrengend. Aber es bringt nichts, das Kind gegen Widerstand zum Mittagsschlaf bringen zu wollen.
- empfindet und erlebt anders als du. Es kann noch nicht klar zwischen Wirklichkeit und Fantasie unterscheiden.

Ist das normal?

Was der Dreikäsehoch nun schon alles kann. Sprache und Motorik entwickeln sich bei deinem Kind rasant, auch wenn bestimmte Laute noch durch andere ersetzt werden oder ganz fehlen, wie etwa „r" oder „sch". Das ist nicht schlimm. (→ kinder- und jugendpsychiatrische Fragen) Und auch wenn motorische Aufgaben noch nicht so sicher klappen – Übung macht den Meister. Das kommt schon noch. Vielleicht zeigen sich erste Stärken oder kleine Schwächen. Eventuell ist dein Kind auch in einem Bereich etwas langsamer. Das ist nicht automatisch ein Problem, selbst wenn es Gleichaltrigen in gewissen Bereichen klar hinterher ist. Weiterhin gilt: nicht vergleichen! Ganz wichtig ist, sich nicht verrückt machen zu lassen. Logo und Ergotherapie braucht ihr nur dann, wenn dein Kinderarzt/deine Kinderärztin bei den Vorsorgeuntersuchungen einen klaren Bedarf feststellt. Frag ruhig nach, wenn du diesbezüglich irgendwelche Bedenken hast.

Und ja, es ist normal, wenn dein Kind noch nicht sauber ist. Die endgültige Kontrolle über Blase und Darm erreichen die Kinder nach Abschluss von Reifungsprozessen im Gehirn. Die laufen in bestimmten Lebensaltern ab – aber nicht immer zum genau gleichen Zeitpunkt. Lass dich da nicht stressen und geh das Thema entspannt an! Tagsüber sollten Kinder etwa ab dem 4., nachts etwa ab dem 5. Lebensjahr trocken sein. Aber das ist keine absolute Grenze – manchmal dauert es dann eben doch länger. (→ Mein Kind macht (noch) in die Hose)

Einige Kinder haben auch noch Probleme damit, die Farben korrekt zu benennen. Das ist nicht schlimm. Versuche, die richtigen Zuordnungen in euren Alltag einzubauen: "Schau, ich geb dir die blaue Hose/den roten Teller/usw.!" Das Kind wird sich so die Farben nach und nach merken.

Wie kannst du dein Kind fördern?

Wichtige Bereiche, die du fördern solltest, sind in diesem Alter Sprache und Motorik. Pass deine Bemühungen diesbezüglich an. Dein Kind wird älter, interessiert sich deshalb auch für andere Dinge als früher, will größer sein und kein Baby mehr.

- Spiel ganz viel mit deinem Kind. Und lass es los, lass es immer mehr in die Eigenständigkeit. Ein Erwachsener, der nichts kann, war ein Kind, das nichts durfte!
- Ganz wichtig ist für dein Kind jetzt die regelmäßige Möglichkeit, andere Kinder zu treffen. Ob in einer Kindergruppe, im Sportverein, in der Musikschule oder einfach auch das Treffen der Kindergartenfreund/-innen und Nachbarskinder. Kinder wollen mit Kindern spielen. Das können auch die beste Mama und der beste Papa nicht ersetzen.
- Dein Kind will Herausforderungen bewältigen. Das wird natürlich nicht immer gleich klappen, aber lass das so stehen. Dein Lob für Dinge, die es gut geschafft hat, ist dem Kind sehr wichtig und es stärkt sein Selbstwertgefühl.
- Auch in diesem Alter – wie generell in Kindheit und Jugend – ist ein regelmäßiger, ausgeglichener Lebensrhythmus mit möglichst wenig Stress wichtig für dein Kind. Hinterfrage immer wieder, ob ihr daran etwas ändern oder anpassen müsst. Ist wirklich jeder Punkt im Wochenplan so wichtig und unverzichtbar, wie du denkst?
- Denk auch daran, dass du das Vorbild deines Kindes bist. Du kennst den Satz: „Was nützt die Erziehung, die Kinder machen einem ja doch alles nach!“

4 Jahre und ein laufender Meter

Im vierten Lebensjahr ist dein Kind nun viel reifer geworden. Du siehst das an seiner Sprache, der Motorik, der Persönlichkeit und dem Verhalten.

Dein Kind ...

- spricht nun verständlich und was die Grammatik angeht schon ziemlich fehlerfrei. Es sagt seinen vollen Namen, kann Situationen oder Erlebnisse recht sicher nacherzählen, braucht aber gelegentlich noch deine Hilfe dabei.
- fragt immer und ständig.
- unterscheidet nun meist sicher zwischen Vergangenheit, Gegenwart und Zukunft
- speichelt nicht mehr.
- rennt, läuft und hüpft auf beiden Beinen sicher, führt die Arme aber noch nicht ganz so mit, wie wir Erwachsenen es tun. Es klettert gerne. Dein Kind kann auf den Zehenspitzen und den Fersen gehen. Es fährt ohne Schwierigkeiten Dreirad, manchmal auch schon Fahrrad. Es steht etwa fünf Sekunden auf einem Bein und kann auch schon ein wenig auf einem Bein hüpfen. Es weicht geschickt Hindernissen aus.
- kann recht sicher Ball spielen. Steck- und Fädelspiele bewältigt es schon problemlos. Es kann Treppen oder Brücken nach Vorlage mit Bausteinen nachbauen. Es zeichnet gerne, nicht immer mit der erwachsenen Stifthaltung. Dabei kann es zum Beispiel einen Kreis, ein Kreuz oder ein Viereck nachmalen oder auch einen Kopffüßler auf das Papier zaubern.
- schaut intensiv und ausdauernd Bilderbücher an und kann Inhalte auch nacherzählen.
- kennt die Grundfarben sicher. Räumliche Zuordnungen wie „über“ oder „unter“ versteht es eindeutig.
- erkennt Zusammenhänge. Es kann sich nun schon ein bisschen länger konzentrieren, aber erwarte noch immer keine sehr langen

Zeiten. Mehrteilige Aufforderungen kann dein Kind schon umsetzen, etwa: „Geh in die Garderobe und hole deine Schuhe!“

- spielt gerne mit anderen Kindern und kann bereits recht komplizierte Rollenspiele spielen.
- hat einen Sturkopf, es trotz ja noch. Es streitet auch mit anderen Kindern. Die Kontrolle seiner Gefühle gelingt ihm aber immer besser.
- beginnt nun, Regeln zu verstehen.
- fasst den Unterschied zwischen Fantasie und Wirklichkeit noch nicht klar und eindeutig. Das Monster, das es unter dem Bett vermutet, ist da, auch wenn Mama und Papa es nicht sehen können!
- unterscheidet klar zwischen Mädchen und Jungen und wird sich seines eigenen Geschlechts immer bewusster.
- ist tagsüber trocken, nachts nicht immer.

Ist das normal?

Die Sprache entwickelt sich bei deinem Kind rasant. Einzelne Laute können noch vereinzelt ersetzt werden oder man hört noch ein Lispeln. Das „r“ kann es eventuell noch nicht sprechen. Du musst nicht sofort einschreiten, aber bleib am Ball. Sprich die entsprechenden Worte noch einmal im Nebensatz richtig nach: „Du hast gesagt, dass ...“ Auch bei der Motorik können sich ganz normale Unsicherheiten zeigen. Das Einbeinhüpfen fällt vielleicht noch schwer. Das Kind malt nicht gerne. Alles nicht schlimm, das kannst du fördern. Ein hoher Bewegungsdrang zeigt nicht ADHS (→ ADHS und ADS) an, sondern ist normal. Die Kinder müssen sich auspowern dürfen. Vielleicht zeigen sich erste Stärken oder weniger starke Bereiche. Das bedeutet nicht automatisch ein Problem. Es können sich klare Unterschiede zu den Gleichaltrigen zeigen. Weiterhin gilt: nicht vergleichen, denn Unterschiede sind meist normal. Und ja, es ist normal, wenn ein Kind nachts noch nicht sauber ist. Das sollte dann so ab dem 5. Geburtstag kommen. (→ Mein Kind macht (noch) in die Hose) Kein Stress!

UNSICHTBARE BEGLEITER/-INNEN

Manche Eltern sind sich unsicher, wenn ihr Kind einen oder mehrere unsichtbare Begleiter/-innen hat. So nennt man Fantasie-Figuren, die dein Kind durch den Alltag begleiten. Das können ein Fabelwesen, ein Tier, auch ein erdachter Mensch sein. Der unsichtbare Begleiter/die unsichtbare Begleiterin spricht mit deinem Kind oder spielt mit ihm, kurz, er oder sie lebt mit deinem Kind. Auch das ist normal und sogar für die Entwicklung eines Kindes sehr förderlich. Bezieh die Figur einfach im Alltag mit ein. Vielleicht braucht sie zum Beispiel auch einen Teller beim Abendessen, das ist in Ordnung.

Wie kannst du dein Kind fördern?

- Wie immer, wenn du deinem Kind etwas beibringen möchtest: Wecke Interesse und Spaß. Und mach mit! Dein Vorbild ist wichtig. Und fördere weiter die Eigenständigkeit und Loslösung.
- Dein Kind ist nun kein Baby mehr. Spiel ganz viel mit deinem Kind. Beginne auch mit ersten Brett- und Gesellschaftsspielen. Verbring jeden Tag eine gute Zeit mit ihm – auch wenn es zuvor getrotzt hat.
- Regelmäßiger Kontakt mit Gleichaltrigen, viel Bewegung und ein ausgeglichener Lebensrhythmus bleiben auch in diesem Alter zentral. (Siehe Hinweise für Dreijährige auf Seite 43.)

5 Jahre und schon so groß geworden

Mit 5 Jahren wird aus dem Kindergartenkind nun langsam ein großes, selbstständiges und selbstbewusstes (Vor-)Schulkind mit eigenen Vorstellungen.

Dein Kind ...

- kann sich nun schon gut konzentrieren, ungeteilte Aufmerksamkeit kann es etwa fünf Minuten aufbringen. Es kann geplant vorgehen und im Kopf und an seinem Spiel- und Arbeitsplatz eine gewisse Ordnung halten. Es kann zuverlässig altersgerechte Aufträge ausführen.
- erforscht weiterhin sehr gerne Dinge und probiert sie aus. Es kann aber auch schon überlegen, welche Folge wohl seine Handlung nach sich ziehen wird.
- kann rechts und links oft schon unterscheiden und kennt die Farben.
- kann sich in ein Buch so richtig vertiefen und beim Vorlesen schon recht lange zuhören.
- spricht nun vollkommen verständlich und grammatikalisch korrekt. Es kann alle Buchstaben richtig aussprechen. Es nennt seinen Namen und seine Adresse und hat einen großen Wortschatz. Dein Kind kann Dinge erklären. Fröhlich trällert es Lieder und kann sich Liedtexte recht schnell merken. Auch wenig greifbare Begriffe wie Glück oder Pech versteht es und wendet solche Worte sinngemäß an. Dein Kind hat auch verstanden, wie es etwas sagen muss, um eine Botschaft auch vom Ton her rüberzubringen.
- geht, läuft oder rennt sicher, es zeigt nun die (Arm-)Mitbewegungen wie Erwachsene. Es geht sicher Treppen rauf und runter ohne Zwischenschritt. Bewegungen laufen nun oft automatisch ab.
- übt ständig und der Bewegungsdrang ist hoch. Es kann schon komplizierte Bewegungsabläufe, wie etwa den Hampelmann, durchführen oder Radfahren. Es steht zehn Sekunden auf einem Bein und kann sicher auf einem Bein hüpfen.

- schreibt und zeichnet und hält den Stift oft wie Erwachsene im Dreipunktgriff. Es beginnt ein Männchen mit Kopf, Bauch, Armen und Beinen und einigen Details wie Augen, Fingern oder Haaren zu malen. Es kann Formen abzeichnen und erkennt manchmal auch schon Buchstaben oder Schriftzüge.
- spielt sehr ausdauernd. „So tun als ob"-Spiele und Rollenspiele sind schwer angesagt. Es streitet nun weniger wegen Gegenständen, sondern eher, weil der Spielkamerad in seinen Augen etwas anders machen sollte. Es kann durchaus verstehen, wenn jemand Unrecht hat und widersprechen.
- ist sich seines eigenen Geschlechts sehr bewusst. Es unterscheidet auch schon recht gut zwischen Recht und Unrecht.
- kann schon sehr gut die Ordnung der Dinge verstehen. Es erfasst Mengen und kann bis Zehn zählen.
- kann sicher mit Löffel, Gabel und Messer essen. Es kann die Hände waschen und abtrocknen. Das An- und Ausziehen klappt zuverlässig. Und es ist nun tags und in den meisten Fällen auch nachts trocken.

Ist das normal?

Die Sprache ist bei deinem Kind nun weit entwickelt. Vielleicht hört man noch ein geringes Lispeln. Da muss noch nicht sofort eingeschritten werden. Vor allem auch, wenn du merkst, dass es von allein Fortschritte in diesem Bereich macht. Auch bei der Motorik können sich noch kleine Unsicherheiten zeigen. Das Kind malt nicht gerne? Alles nicht schlimm, das kannst du fördern. Ein hoher Bewegungsdrang zeigt auch in diesem Alter nicht ADHS an – sondern ist normal. Die Kinder müssen sich auspowern dürfen. Aufmerksamkeit und Konzentration gelingen für etwa fünf Minuten – mehr kann man von Fünfjährigen noch nicht erwarten.

Bei der Stifthaltung zeigen sich große Unterschiede. Nicht alle Kinder zeigen die Dreipunkthaltung. Natürlich kann man versuchen, sie liebevoll anzutrainieren. Wichtig ist dabei aber vor allem, dass das Kind den Stift präzise, aber auch locker führen kann und nicht zu stark aufdrückt. Dann ist alles gut. Starke Verkrampfungen oder Schmerzen in der Hand oder dem Arm sollen aber nicht auftreten. Hier würden wir eine Ergotherapie empfehlen.

Vielleicht zeigen sich erste Stärken oder weniger starke Bereiche. Es können klare Unterschiede zu den Fähigkeiten Gleichaltriger vorliegen. Das ist keine Störung und ganz in Ordnung.

Auch wenn dein Kind nachts noch nicht sauber ist, bedeutet das noch nicht automatisch das Vorliegen einer Störung oder Erkrankung. Wenn es noch nicht klappt, schläft das Kind meistens so tief, dass es schlicht nicht aufwacht oder erst, wenn es zu spät und das Bett schon nass ist. Das reift aber oft auch von allein aus. Sprich in diesem Fall aber noch einmal mit deinem Kinderarzt/deiner Kinderärztin. (→ kinder- und jugendpsychiatrische Fragen)

Wie kannst du dein Kind fördern?
So langsam wird dein Kind ein Vorschulkind und da kann es nicht schaden, die häusliche Förderung bereits etwas danach auszurichten. Denke weiterhin daran, dass du Vorbild bist und Förderung Spaß machen sollte.

- Spiel ganz viel mit deinem Kind. Auch Brett- und Gesellschaftsspiele. Das fördert tatsächlich Fähigkeiten, die auch für die Schule wichtig sind.
- Aber bau deine Förderung auch ruhig in den Alltag mit ein. Wenn dein Kind den Tisch deckt, förderst du das mathematische Verständnis (es muss die Gabeln abzählen) und die Fähigkeit zu geplantem Vorgehen. Wenn es beim Einkaufen drei Dinge holen und in den Einkaufswagen legen soll, förderst du Konzentration, Merkfähigkeit und räumliche Orientierung. Wenn du es die Socken beim Wäschemachen sortieren lässt, förderst du Mengenverständnis, Form- und Farbzuordnung und damit erste geometrische

Fähigkeiten. Solche Maßnahmen kosten weder Zeit noch Geld. All das tun zu dürfen fördert in hohem Maß das Selbstbewusstsein deines Kindes!

- Auch das Spüren ist wichtig. Lass dein Kind viel mit den Händen machen, wie zum Beispiel Klöße rollen oder Teig kneten.
- Denk daran, dass es wichtig ist, wie dein Kind an Aufgaben herangeht. In der heutigen Zeit ist es unerlässlich, dass du deinem Kind einen sinnvollen Umgang mit Anforderungen und Stress beibringst. Stress kommt von allein, es ist nicht gut, wenn man ihn sich auch noch selbst macht. Ein übertriebenes Leistungsdenken schadet deinem Kind.
- Vielleicht siehst du noch nicht so viel Selbständigkeit bei deinem Kind? Ist das nun Unvermögen – oder hast du ihm vielleicht noch recht viel abgenommen? Dann solltest du es mehr selber machen lassen. „Kinder, die nichts dürfen, werden Erwachsene, die nichts können."
- Klar ist für dein Kind weiterhin die regelmäßige Möglichkeit wichtig, andere Kinder zu treffen, Freundschaften zu schließen, sich in verschiedenen Rollen zu erproben, zu lernen Konflikte zu lösen und Kompromisse zu schließen.
- Sport ist für das ganze Leben wichtig. Führ dein Kind spielerisch heran. Lass es ausprobieren, welche Sportart ihm Spaß macht. Wer Sport macht, lebt gesünder und länger. Und vergiss nicht den sozialen Anteil: Dein Kind lernt Fairness und vieles andere.

Was passiert bei den Vorsorgeuntersuchungen?

Die Vorsorgeuntersuchen (in Deutschland U1-U11, J1 und J2) sind dazu da, dass Kinderärzte/Kinderärztinnen dein Kind regelmäßig sehen sowie seinen Gesundheitszustand und die Entwicklung beobachten und einschätzen können. Sie dienen der Vorsorge, um keine Auffälligkeiten zu übersehen. Sollte es welche geben, können Kontrollen und gegebenenfalls Therapien eingeleitet werden. Versäume sie deshalb nicht! In der Schweiz und in Österreich gibt es ähnliche Untersuchungen, die etwas im Zeitpunkt und im Untersuchungsumfang variieren.

Die Vorsorgeuntersuchungen in Deutschland im Überblick

U-Untersuchungen	Alter des Kindes
U1	direkt nach der Geburt
U2	3.–10. Lebenstag
U3	1 Monat (4.–5. Lebenswoche)
U4	3 Monate (3.–4. Lebenswoche)
U5	6 Monate (6.–7. Lebensmonat)
U6	1 Jahr (10.–12.– Lebensmonat)
U7	2 Jahre (21.–24. Lebensmonat)
U7a	3 Jahre (24.–26. Lebensmonat)
U8	4 Jahre (36.–58. Lebensmonat)
U9	5 ¼ Jahre (60.–64. Lebensmonat)
U10	7–8 Jahre
U11	9–10 Jahre
J1	13 Jahre (12–14 Jahre)
J2	16–17 Jahre

Die Untersuchungen laufen alle ähnlich ab:

- Zu Beginn wird der Kinderarzt/die Kinderärztin euch erst einmal begrüßen und mit dir, und je nach Alter auch mit dem Kind, das geplante Programm kurz besprechen. Ein Kind will wissen, was da auf es zukommt. Je nach Alter des Kindes hat die Vorsorgeuntersuchung verschiedene Schwerpunkte.

- Der Arzt/die Ärztin fragt alle wichtigen Informationen ab, ob zur familiären Vorgeschichte, zu Schwangerschaft und Geburt oder dem Zeitraum seit der letzten Vorsorgeuntersuchung. Wie hat sich dein Kind seither entwickelt, was kann es sprachlich und motorisch inzwischen schon, welche Auffälligkeiten – positiv oder negativ – zeigt es? Hört und sieht es gut? Gibt oder gab es gesundheitliche oder entwicklungsmäßige Probleme? Wenn dein Kind eine Behandlung benötigte, was hat sich darunter gebessert oder verändert? Und nicht zuletzt: Wie geht es dir beziehungsweise euch Eltern? Haben sich für dich Fragen ergeben?
- Dein Kind wird gemessen und gewogen. Der Arzt/die Ärztin vergleicht die Werte auf der Normkurve. Seh- und Hörtest werden durchgeführt, eventuell auch Ultraschalluntersuchungen oder Labortests wie Urin- oder Blutuntersuchungen. Der Arzt/die Ärztin prüft kindgerecht, ob die Entwicklung deines Kindes in sprachlicher und motorischer Hinsicht sowie bezüglich seiner geistigen, gefühlsmäßigen und sozialen Fähigkeiten normal ist. Für die Kinder wirkt das wie Spielen. Der Arzt/die Ärztin untersucht das Kind körperlich komplett, aber auch bezüglich des Nervensystems, zum Beispiel ob alle Reflexe vorhanden sind. Die Kinder arbeiten typischerweise gut mit und haben Spaß daran, zu zeigen, was sie schon können. Außer im Trotzalter, da kann die Vorsorgeuntersuchung manchmal schwierig sein, aber das kennen die Ärzte/Ärztinnen und können damit umgehen.
- Du wirst abschließend mit dem Kinderarzt/der Kinderärztin alle wichtigen Themen besprechen wie Entwicklungsförderung, Ernährung, Impfungen, Unfallverhütung, Zahnpflege und -vorsorge, Sonnenschutz und vieles mehr. Eventuell ist zeitgleich eine der empfohlenen Impfungen fällig.

DIE NORMKURVE

Die Normkurven, auch Perzentilen genannt, werden zum Einschätzen der Größe und des Gewichts der Kinder verwendet. Sie sind aus Werten einer großen deutschlandweiten Studie entstanden und bestehen aus allen Werten der Vergleichsgruppe. Die Körpergröße oder das Gewicht eines Kindes wird in Bezug zu den Werten der Altersgenossen gesetzt. Ist dein Kind auf der 10. Perzentile, heißt das, dass 90 % aller Kinder größer und schwerer sind. 10 % sind leichter und kleiner. Alle Werte zwischen der 3. und 97. Perzentile sind dabei normal. Wichtig ist nur, die Werte vor allem im Verlauf zu sehen. Wächst dein Kind immer in der Perzentile weiter, oder gibt es ein Wachstumsstopp? Und du musst die Werte im Verhältnis sehen. Bist du sehr klein, kann dein Kind natürlich auch kleiner sein. Dies wäre dann kein Drama, sondern zu erwarten.

Auffälligkeiten in der Entwicklung – keine Panik!

Geistige Entwicklung, Konzentration, Sprache oder Motorik können auch einmal verzögert ablaufen. Auch in psychischer Hinsicht sind Störungen in der Entwicklung möglich. Neben Regulationsstörungen auch Probleme wie Einnässen und Einkoten oder andere Schwierigkeiten. (→ kinder- und jugendpsychiatrische Fragen) Suche dir auch außerhalb der Vorsorgeuntersuchungen Hilfe, wenn du hinsichtlich der Entwicklung deines Kindes unsicher bist.

Zunächst ist gefordert, abzuschätzen, ob bei deinem Kind tatsächlich eine Störung vorliegt oder die Abweichung noch im Rahmen ist, und Ursachenforschung zu betreiben. Dazu können Entwicklungstests, neurologische Untersuchungen, eine Blutentnahme oder ein Hirnstrombild (EEG) sinnvoll sein. Verschiedene Facharztrichtungen,

Einrichtungen und Ambulanzen oder Zentren müssen manchmal bei einer erweiterten Diagnostik hinzugezogen werden und zusammenarbeiten. Manchmal führen auch Kinderpsychiater/-innen, Kinderpsycholog-/innen oder Pädagog/-innen Tests durch.

Die Behandlung oder Förderung wird auf die Ergebnisse abgestimmt und könnte Frühförderung, Ergotherapie, Logopädie oder Physiotherapie umfassen. Auch eine Spiel- oder Verhaltenstherapie kann manchmal sinnvoll sein. Eine Rückstellung von der Einschulung kann bei Vorschulkindern vielleicht angebracht sein, was keine Katastrophe ist, sondern nur ein anderer Weg zum Glück.

Generell gilt: **Gerate nicht in Panik, wenn dir oder den Ärzten/Ärztinnen etwas auffällt, was nicht ganz der Norm entspricht**. Es gibt zahlreiche Fördermöglichkeiten, die du als Chance und nicht als Handicap sehen solltest. Und viele Auffälligkeiten verwachsen sich mit der richtigen Behandlung sehr schnell.

ANGST VOR DEM ARZTBESUCH

Hat dein Kind nach einer Impfung oder einem anderen Ereignis plötzlich große Angst vor dem Arztbesuch, helfen häufig beruhigende Worte. Erklär deinem Kind, soweit möglich, wieso dieser Piks so wichtig ist. Vielleicht darf es bei deiner nächsten Impfung auch mal mit und sieht, dass auch du da durchmusst. Vielleicht kannst du auch als nächsten Termin nur zu einer Vorsorge gehen. So kann dein Kind den Besuch als positives Ereignis abspeichern. Oder ihr macht nach der nächsten Impfung einen schönen Ausflug zusammen. Vielleicht kann das helfen. Habt ihr große Probleme mit Angst und Geschrei? Sprich bitte offen mit deinem Kinderarzt/deiner Kinderärztin. Ihr werdet zusammen sicher eine gute Lösung finden. Darüber hinaus gibt es viele Kinderbücher zum Thema, mit denen ihr euch gemeinsam auf Arztbesuche vorbereiten könnt.

ERNÄHRUNG

Schon mit Beginn der Schwangerschaft dreht sich vieles ums Essen. Wenn dein Kind größer wird, kommen immer mehr Fragen dazu: Wie ernähre ich mein Kind richtig? Was tun, wenn das Kind da nicht mitspielt? Und ab wann brauchen wir Hilfe?

Muttermilch und Stillen – Breast is best

Die ersten vier Monate solltest du dein Kind ausschließlich mit Milchnahrung ernähren. Stillen ist auch heute noch die beste Ernährung für ein Neugeborenes. Die Industriemilch wird zwar immer besser, aber an das „Original" kommt keine ran. **Muttermilch ist immer verfügbar, hat immer die richtige Temperatur und ist hygienisch einwandfrei.** Außerdem ist ihre Zusammensetzung immer an die Bedürfnisse deines Kindes angepasst. Muttermilch kann Hunger stillen, Durst löschen und manchmal auch einfach Nähe zu deinem Kind schaffen. Bereits in den ersten Tagen nach der Geburt, bei manchen Frauen auch schon früher, fängt der Körper an, Milch zu bilden. Die erste Muttermilch nennt man auch Kolostrum. Diese Vormilch ist vitaminreich und ein „Powerdrink" für die Abwehr deines Kindes. Häufig werden nur kleine Mengen produziert. Der Magen deines Kindes ist nach der Geburt nicht groß und kleine Snacks reichen in der Regel aus.

An die Mama:

- Leg dein Kind wenn möglich bereits kurz nach der Geburt das erste Mal an, um die Milchbildung anzuregen. Die Hebammen im Kreißsaal helfen dir dabei gerne.
- Gerade, wenn es dein erstes Kind ist, kann es sein, dass das mit dem Stillen in der Klinik nicht wirklich klappt. Im trubeligen Krankenhausalltag und nach anstrengender Geburt kann das Anlegen zur Stresssituation werden. Das Wichtigste in dieser Situation sind Gelassenheit und Vertrauen in dein Können. Mithilfe einer guten Hebamme und der richtigen Anleitung kann fast jede Frau stillen. Selbst Probleme mit Schlupfwarzen, blutige Nippel und fieser Milchstau sind meist schnell wieder vergessen. Wenn nach vier bis sechs Wochen allmählich Routine ins Stillen gekommen ist, läuft plötzlich alles viel besser.
- In manchen Fällen kann es sein, dass dein Kind zusätzlich etwas Säuglingsnahrung braucht. Manchmal reicht die Milchmenge nicht oder dein Kind braucht nach der anstrengenden Geburt etwas mehr Zucker, um sich komplett zu erholen. Das bedeutet nicht, dass ab jetzt immer die Flasche gezückt werden muss. Nur weil dein Kind ein paar Mal daraus trinkt, heißt das nicht, dass es nicht mehr an die Brust geht. Der Mythos, daraus entstehe eine Saugverwirrung, ist falsch! Auch ein Schnuller führt nicht dazu, dass dein Kind nicht mehr an der Brust trinkt.
- Wenn es aus irgendwelchen Gründen mit dem Anlegen nicht klappt, kann dein Kind auch abgepumpte Muttermilch bekommen. Die Milchpumpen bekommst du dann auf Rezept aus der Apotheke. Das Abpumpen ist übrigens auch mal eine Möglichkeit, das Füttern abzugeben. Du kannst dich etwas ausruhen und zu Kräften kommen. Auch wenn das Stillen mal kurz ausgesetzt werden muss wegen einer OP oder einer Medikamenteneinnahme, kann die Zeit mit der abgepumpten Milch überbrückt werden. Dies bedeutet nämlich nicht, dass gleich abgestillt werden muss.

WEITERE VORTEILE DER MUTTERMILCH

Muttermilch fördert das Wachstum deines Kindes. Sie ist leichter verdaulich als die Industrienahrung und stärkt die Darmflora. Außerdem unterstützt sie das Immunsystem deines Kindes mit Antikörpern und beugt Allergien vor. Gestillte Kinder haben ein geringeres Risiko für bestimmte Krankheiten wie beispielsweise Übergewicht und Herzinfarkt. Auch versterben gestillte Kinder seltener am plötzlichen Kindstod.

Nur weil du stillst, brauchst du dich übrigens nicht in deiner Ernährung einzuschränken. Es ist ein Mythos, dass dein Kind von zu viel Zwiebeln oder Gewürzen einen Blähbauch bekommt. Nur bei Zitrusfrüchten solltest du zunächst mit kleinen Mengen starten, weil die Stillkinder davon gelegentlich einen wunden Po bekommen. Hier gilt: Versuch macht klug! Iss möglichst ausgewogen, um dich und dein Kind optimal zu versorgen. Gerade in der Anfangszeit mit kleinem Kind solltest du auf regelmäßige Mahlzeiten achten. Durch den ganzen Stress vergessen viele Mütter das Essen und Trinken. Aber Trinken ist entscheidend, um ausreichend Milch zu produzieren. Bei Salbei- oder Pfefferminztee solltest du vorsichtig sein. Diese Heilpflanzen werden gerne zum Abstillen benutzt und können deine Milchbildung stören.

TRINKMENGE

Wie viel und wie oft dein Kind trinkt, schwankt von Tag zu Tag. Das ist normal. Wichtig ist, dass dein Kind sich regelmäßig, zum Beispiel alle 3–4 Stunden, mit Hunger meldet. Die Hebamme wird zu Beginn das Gewicht deines Kindes engmaschig überprüfen. Kurz nach der Geburt nehmen die meisten Kinder etwas ab. Das muss dir keine Sorgen machen. Bis zu 10 % vom Geburtsgewicht sind durchaus okay – also 300 g bei 3 000 g Startgewicht. Nimmt dein Kind nach wenigen Tagen gut zu, musst du dir um die Ernährung deines Kindes keinen Kopf machen. Zum Abend hin fangen einige Kinder das „Hamstern" für die Nacht an. Da kann es sein, dass dein Kind plötzlich alle 1–2 Stunden an die Brust will und dafür dann nachts etwas länger ohne Essen auskommt. Dies hat nichts damit zu tun, dass du am Nachmittag oder Abend zu wenig Milch produziert hast. Manche Frauen fühlen sich dadurch müde und im wahrsten Sinne des Wortes ausgesaugt, können dafür aber dann 1–2 Stunden mehr schlafen.

Hungersignale sind übrigens abhängig vom Kind. Manche Kinder suchen mit dem Mund nach der Brust und nuckeln an allem, was ihnen vor die Schnute kommt. Andere melden sich mit lautem Gebrüll. Bei Hunger ist alles erlaubt. Mit der Zeit lernst du, die Signale zu erkennen, und es wird immer seltener zu Hungergeschrei kommen.

1 X 1 DES STILLENS

Lege dein Kind regelmäßig und im Wechsel an beide Brüste an. Achte darauf, dass dein Kind richtig an die Brust kommt. Schmerzen sind ein Warnsignal, dass das Baby nicht richtig anliegt oder eine falsche Saugtechnik hat! Zu Beginn ist es sinnvoll, ein Stillprotokoll zu führen, in dem du notierst, zu welcher Uhrzeit an welcher Brust getrunken wurde. Achte darauf, dass dein Kind eine Brust komplett „leer" trinkt, bevor es an die andere kommt.

Spucken ist zum Ende des ersten Lebensmonats häufig ein Problem. Der Muskel zwischen Magen und Speiseröhre ist meist noch zu schwach, um Nahrung im Magen zu halten. Dies ist völlig normal und kein Grund zur Sorge. „Speikinder sind Gedeihkinder" heißt es daher schon seit jeher. Wichtig ist nur, dass dein Kind gut an Gewicht zunimmt und keine Schmerzen hat. Die Menge, die ein Kind ausspuckt, wird übrigens meistens überschätzt. Das geht selbst Fachpersonal so.

DANN BRAUCHST DU ÄRZTLICHE HILFE

- Dein Kind wirkt schläfrig, meldet sich nicht mehr zu den Mahlzeiten und saugt nicht mit Kraft an der Brust oder Flasche → sofort
- Dein Kind erbricht mehrfach und schreit danach vor Hunger, obwohl es bis gerade noch getrunken hat → sofort

Über die Stilldauer entscheiden du und dein Kind. Ihr werdet den richtigen Zeitpunkt zum Abstillen finden. Lass dich nicht von deinem Umfeld stressen. Ausschließliches Stillen versorgt dein Kind allerdings nur in den ersten sechs Lebensmonaten ausreichend mit Energie und Nährstoffen. Danach benötigt dein Kind zusätzliche Energie in Form von Beikost, also Breie.

Säuglingsnahrung – auch (k)ein Drama!?

Sollte es mit dem Stillen nicht klappen oder ihr habt ernste Gründe, die gegen das Stillen sprechen, kann Säuglingsanfangsnahrung gegeben werden. Der Markt ist voll von Anbietern, die gut zusammengesetzte Nahrung bieten. Wichtig ist, dass zu Beginn Pre-Nahrung (in den ersten sechs Wochen immer) oder Anfangsnahrungen mit dem Zusatz „1er-Nahrung" gefüttert wird. Die Pre-Milch ist besonders gut verdaulich und kommt dem Original der Muttermilch am nächsten. Bei der 1er-Nahrung sind schon mehr Kohlenhydrate zugesetzt und sie ist nur noch teilangepasst.

Mit diesen Milchnahrungen sind übrigens alle Kinder ausreichend versorgt! Die anderen Folgemilchprodukte (2er-, 3er-, Kindermilch) mit zusätzlichem Zucker sind für Kinder unnötig.

SÄUGLINGSNAHRUNG BEI ALLERGIEN IN DER FAMILIE

Nicht gestillte oder nicht voll gestillte Kinder, deren Eltern oder Geschwister von einer Allergie betroffen sind, sollten im ersten Lebenshalbjahr eine HA-Säuglingsnahrung (hypoallergen) erhalten. Auch diese findest du in fast jedem Supermarkt oder in der Drogerie. Ab Beginn der Beikost kannst du auf eine normale Säuglingsnahrung umstellen.

Kuhmilch, andere Tiermilch oder Milch aus anderen Rohstoffen (z. B. Mandel) eignen sich übrigens nicht zur Herstellung von Säuglingsnahrung. Hier droht ein Nährstoff- und Energiemangel. Außerdem ist diese Milch auch aus hygienischen Gründen nicht zu empfehlen. Der Markt ist voll von guten Flaschen und dazugehörigen Saugern. Nimm die für das Alter und die Milch passende Saugergröße. Säuglingsanfangsnahrung kann hinsichtlich Menge und Häufigkeit nach Bedarf gegeben werden. Auch bei Muttermilch ist die Menge schließlich nicht limitiert. In Wachstumsphasen und Entwicklungsschüben kann die Menge täglich variieren. Mach dir darüber keine Gedanken. Wie immer gilt: **Solange dein Kind gut zunimmt, ist alles in Ordnung.**

Die Umstellung von Muttermilch auf Säuglingsanfangsnahrung hat Auswirkungen auf den Stuhlgang des Kindes. Sowohl Form und Farbe als auch Häufigkeit ändern sich. An die neue Nahrung muss sich der Bauch deines Kindes erst gewöhnen. Dies kann einige Tage dauern. Bauchmassage, Wärmekissen und etwas Geduld bei der Umstellung und es sollte alles glatt gehen. Am besten führst du maximal eine neue Flasche täglich ein. Wichtig ist auch ein Bäuerchen nach der Mahlzeit.

Gerade beim Trinken an der Flasche wird viel Luft verschluckt. Die besonders hastigen Trinker müssen auch zwischendurch mal aufstoßen.

Generell ist frisches Leitungswasser in Deutschland, Österreich und der Schweiz für die Zubereitung der Fläschchen bestens geeignet. Früher sollte man das Wasser noch abkochen. Heute weiß man, dass das Wasser aus der Leitung ebenso gut ist wie das aus dem Wasserkocher. Du kannst dich bei eurem Wasserversorger erkundigen, ob die Zusammensetzung für Säuglingsnahrung geeignet ist. Es gibt nur wenige Gegenden bei uns, wo das nicht der Fall ist. Du solltest bloß darauf achten, frisches Fließwasser zu nehmen. Standwasser kann Verunreinigungen enthalten. Fließwasser erkennst du daran, dass das Wasser etwas kühler aus der Leitung kommt. Warte einfach einige Sekunden, nachdem du den Wasserhahn angemacht hast, bis das Wasser kühler aus der Leitung kommt.

WANN GEKAUFTES WASSER ZU BEVORZUGEN IST

Solltest du in einem alten Haus mit Bleirohren wohnen, benutze das Leitungswasser bitte nicht. Falls du das Wasser aus einem Hausbrunnen bekommst, lass es testen. Bei zu hohem Nitratgehalt musst du ebenfalls gekauftes Wasser verwenden. Bei Kupferleitungen muss das Wasser auf den Säuregehalt getestet werden.

Bei gekauftem Wasser gibt es zahlreiche Marken mit der Bezeichnung „zur Herstellung von Säuglingsnahrung geeignet“. Hier hast du freie Wahl. Bewahre die angebrochene Flasche im Kühlschrank auf und koch das Wasser vor Verwendung ab.

ZUBEREITUNG DER MILCHFLASCHEN

Gerade in der Anfangszeit ist der Hunger deines Babys meistens plötzlich ganz groß. Dies kann schnell zu einer stressigen Situation werden. Das Kind schreit und du wirst nervös. Das kennen alle Eltern! Das Fläschchen will meistens gerade in diesen Situationen nicht schnell gelingen. Deshalb unser Rat: Mach es dir so einfach wie möglich!

Bereite alles vor. Das kannst du auch am Abend machen und davon den ganzen Tag lang profitieren. Kaltes Wasser bekommst du aus der Leitung. Falls dein Leitungswasser nicht geeignet ist, koch das Wasser aus der Flasche ab und fülle es in ein sauberes Fläschchen. Zusätzlich kannst du in einer Thermosflasche abgekochtes, heißes Wasser aufbewahren. Kommt es jetzt zum Hungeranfall: Flasche gezückt, kaltes und warmes Wasser einfüllen, Pulver drauf, schütteln. Jetzt noch Trinktemperatur checken. Dafür die Milch auf die Handgelenksinnenseite tropfen lassen. Fühlt es sich dort angenehm an, ist die Milch gut temperiert. Falls sie zu heiß ist, etwas kaltes Wasser drauf. Lieber zu kalt als zu warm füttern. Wir haben übrigens persönlich die Erfahrung gemacht, dass man viel weniger heißes Wasser braucht, als man meint. Taste dich langsam heran. Schnell wirst du zum Profi.

Falls es nur ein falscher Alarm war und dein Kind doch nicht trinken mag, kannst du das Fläschchen noch etwas aufbewahren. Nach zwei Stunden gehört die Milch aber spätestens weggeschüttet, denn dann können sich Bakterien bilden.

Beikost – Essen will gelernt sein

Nach mindestens vier Monaten ausschließlicher Milchnahrung kannst du Beikost einführen. Vorher ist dein Kind ausreichend mit den Milchmahlzeiten versorgt. Beginnen solltet ihr **zwischen dem 5. und 7. Monat.** Nur in wenigen Fällen ergibt ein früherer oder späterer Start Sinn. Hierüber informiert dich dann dein Kinderarzt/deine Kinderärztin. Ob du selber kochst oder industriell hergestellte Gläschen fütterst, ist dir überlassen. Die gekauften Gläschen sind praktisch für unterwegs, können jedoch mit Aromen versetzt sein. Das Selbstgekochte bietet eine größere Geschmacksvielfalt, muss jedoch frisch hergestellt werden.

SELBSTGEKOCHTES ESSEN

Solltest du selber kochen, kannst du die Mahlzeiten in der benötigten Menge pro Mahlzeit einfrieren. So ist dein Essen bis zu zwei Monate haltbar und du kannst größere Mengen vorbereiten. Du kannst das eingefrorene Essen an warmen Tagen gut auf Ausflüge mitnehmen. Die meisten Cafés und Restaurants erwärmen es dir bei Bedarf.

Einführung der Beikost zwischen dem 5. und 7. Monat:

- Meistens wird mit dem Gemüse-Kartoffel-Fleisch-Brei gestartet. Zunächst solltest du mit einigen Teelöffeln feinpüriertem Gemüse (z. B. Karotte oder Kürbis) beginnen.
- Danach gibst du deinem Kind wie gewohnt die Brust oder die Flasche, bis es satt ist.
- Das Gemüse wird über mehrere Tage auf 100 g gesteigert. Dann kannst du die Milchmahlzeit danach auch weglassen.
- Hat dein Kind das Gemüse dann über eine Woche vertragen, kommen Kartoffeln (50 g) dazu und 1 EL Rapsöl.

- Zuletzt kommt dann noch Fleisch (30 g, am besten mager) und etwas Vitamin C-reicher Obstsaft oder Obstmus dazu. Das Vitamin C ist wichtig, damit dein Kind das Eisen aus dem Fleisch gut aufnehmen kann.
- Ein- bis zweimal pro Woche sollte dann auch Fisch auf dem Speiseplan deines Kindes stehen.
- Du kannst deinem Kind auch vegetarische Breie mit 10 g Haferflocken statt Fleisch herstellen. Bedenke jedoch, dass Fleisch immer noch die beste Eisenquelle für dein Kind ist.
- Neues Gemüse sollte nur alle drei Tage eingeführt werden. So kannst du in Ruhe beurteilen, ob dein Kind das Lebensmittel verträgt.

Ab dem 6.–8. Monat kann dann am Abend oder Nachmittag ein Vollmilch-Getreide-Brei gefüttert werden:

- Der Brei kann mit Säuglingsnahrung oder mit 200 ml pasteurisierter und ultrahocherhitzter Milch 3,5 % Fett hergestellt werden.
- Achtung beim Einkauf von Fertigprodukten. Hier solltest du auf Zusätze wie Aromen, Kakao oder Süßungsmittel verzichten. Nimm nur Produkte, die deinem selbstgekochten Brei entsprechen.
- Übrigens sollte dein Kind im ersten Lebensjahr nicht mehr als 200 ml Kuhmilch(-produkte) pro Tag bekommen. Zu viel kann die kleinen Nieren noch überfordern.

Als letzter Brei wird dann zwischen dem 7. und 9. Monat der Getreide-Obst-Brei am Nachmittag gegeben:

- Hierfür musst du nur 20 g Getreideflocken und 90 ml Wasser kurz aufkochen. Im Anschluss noch 100 g ungezuckertes Obst (püriert oder als Mus aus dem Glas) und 1 TL Rapsöl hinzugeben.
- Bei den Fertiggläschen greif nur auf die ungezuckerten Gläschen ohne Aromen zurück.
- Ab dem dritten Brei solltest du deinem Kind auch regelmäßig Wasser zum Essen anbieten. Pro Tag sollte es ca. 200 ml Wasser trinken. Hierfür kannst du frisches Leitungswasser verwenden, das in Deutschland, Österreich und der Schweiz meist von besserer

Qualität ist als das gekaufte Wasser. Nur wenn im Haus alte Bleirohre verbaut sind, solltest du auf gekauftes Wasser zurückgreifen.

- Die Portionsgrößen der Breie sind übrigens nur grobe Richtwerte. Es gibt Kinder, die nie eine volle Portion essen und trotzdem wunderbar an Gewicht zunehmen.

ESSEN UNTERWEGS

Den Fertiggläschen muss noch Öl hinzugefügt werden, hierfür bietet sich eine kleine Rapsölflasche für die Wickeltasche an. So habt ihr immer etwas griffbereit dabei. Aber zur Not geht es natürlich auch mal ohne.

Das Essen kann im Verlauf immer mehr Stückchen enthalten. Einzelne weichgekochte Nahrungsmittel kannst du deinem Kind immer wieder zum Erkunden in die Hand geben. Beim Experimentieren solltest du stets dabei sein. So kannst du zu große Stücke aus dem Mund fischen und im Falle eines Verschluckens schnell eingreifen. Hier helfen schon ein paar beherzte Klopfer auf den Rücken. Du solltest nur beachten, dass Honig ist im ersten Lebensjahr tabu ist. Er kann Bakterien enthalten, die dein Kind schwer schädigen können.

Zusammensetzung der Beikostmahlzeiten

Gemüse-Kartoffel-Fleisch-Brei	Milch-Getreide-Brei	Getreide-Obst-Brei
90–100 g Gemüse	200 ml Milch	90 ml Wasser
40–60 g Kartoffel	20 g Getreideflocken	20 g Getreideflocken
15–20 g Obstsaft	20 g Obstsaft oder Püree	100 g Obst
20–30 g Fleisch		5 g Rapsöl
8–10 g Rapsöl		

Eine rein **ovo-lacto-vegetarische** Säuglingsernährung kann, wenn man den Eisenstatus deines Kindes überprüft, erfolgen. Lass dich hierfür von deinem Kinderarzt/deiner Kinderärztin beraten. Eine **streng vegane** Ernährung ohne Nährstoffersatz ist nicht zu empfehlen. Hier drohen deinem Kind eine schlechte Versorgung und eine dadurch verursachte schlechte neurologische Entwicklung.

Mit der Beikosteinführung wird sich der Stuhlgang deines Kindes verändern. Er wird meistens fester und wechselt die Farbe. Keine Sorge, das ist normal. Dein Kind wird beim Stuhlgang etwas mehr drücken und pupsen müssen. Auch das muss dich nicht stressen, denn nicht nur Essen, sondern auch Verdauen will gelernt sein.

"BABY LED WEANING"

Seit einigen Jahren wird „Baby led weaning" als Beikosteinführung immer populärer. Eine große Untersuchung des Forschungsinstituts für Kinderernährung hat jedoch gezeigt, dass hierdurch später Lebensmittel eingeführt werden. Hier können Nachteile in der Verhinderung von Allergien und Zöliakie (Glutenunverträglichkeit) für dein Kind entstehen. Außerdem ist das Verschluckungsrisiko größer und die Kinder sind in der Regel schlechter mit Nährstoffen und Energie versorgt. Diese Ernährung wird also weiterhin von Kinderärzten/-innen nicht empfohlen.

Familienkost – Bitte alle an den Tisch

Ab dem 10. Lebensmonat kann der Übergang zur Familienkost erfolgen. Die meisten Kinder haben dann schon die ersten Zähne oder gut geschulte Kauleisten und sind wahre Genies im Zerkleinern von Lebensmitteln. Starte auch hier langsam und ersetze einen Brei nach dem anderen. Überfordere dein Kind nicht. Mit dem Übergang zur Familienkost werden aus den Brei- und Milchmahlzeiten **dann drei Hauptmahlzeiten (Frühstück, Mittagessen, Abendessen) und zwei kleinere Zwischenmahlzeiten (am Vormittag und Nachmittag).** Morgens und abends kann dein Kind ein Brot essen. Ideal wäre fein gemahlenes Vollkornbrot dünn mit Butter, Margarine oder Frischkäse bestrichen. Ab hier wird es auch endlich mit dem Mittagessen einfacher, denn es kann für alle dasselbe gekocht werden. Nur Salz, Zucker und andere Gewürze solltest du erst hinzufügen, nachdem du eine Portion für dein Kind entnommen hast. Eine kleine Portion jodiertes Salz ist aber okay. Achte weiter darauf, dass du gut bekömmliche Lebensmittel zubereitest. Ein fettiges Schnitzel ist sicher kein guter Start für die Familienkost.

Zum Thema Familienkost gibt es unzählige Bücher, Foren, Blogs & Co. Sicher findest du hier viele Rezepte, die allen schmecken. Dein Kind sollte zunehmend selber essen und mit allen anderen am Tisch sitzen. Hier gilt Lernen am Modell. Wenn es dir schmeckt und du mit Genuss isst, wird es deinem Kind sicher auch schmecken. Nur weil dein Kind am Anfang ein ungewohntes Lebensmittel ausspuckt oder den Mund verzieht, heißt das nicht, dass es ihm nicht schmeckt. Es ist nur ungewohnt. Biete es ihm ruhig wieder an. Falls ihr als Familie die warme Mahlzeit am Abend esst, weil es besser in den Tag passt, dann kannst du deinem Kind auch am Mittag ein Brot schmieren. Und stress dich nicht allzu sehr mit der Zusammensetzung des Essens. Mit einer ausgewogenen Mischkost ist dein Kind gut versorgt.

WELCHE LEBENSMITTEL SIND TABU

Im 1. Lebensjahr ist Honig tabu. Durch die natürlich im Honig vorkommenden Bakterien können schwere Atemlähmungen bei Kindern unter einem Jahr (Säuglingsbotulismus) ausgelöst werden. Bis zum 5. Lebensjahr sind rohe Fleischwaren (z. B. Salami) sowie Rohmilchprodukte nicht empfohlen. Falls diese verdorben sind, kann dein Kind dadurch schwerer erkranken. Vorsicht bei harten und runden Lebensmitteln wie z. B. Nüssen, Karotten und ungeschältem Apfel. Sie sind für Säuglinge und Kleinkinder ungeeignet. Hier droht Verschluckungsgefahr!

Wichtig ist, dass das Essen zum Familienevent wird. Zwang und Machtkampf haben am Essenstisch nichts verloren. Akzeptiere, wenn dein Kind einzelne Lebensmittel nicht mag und achte auf ein natürliches Sättigungsgefühl. Deinem Kind geht es schließlich wie dir. An manchen Tagen wird der Hunger größer und an anderen Tagen eben kleiner sein. Am Familientisch werden die Kleinen dann zunehmend interessierter an allen Sachen, die auf dem Tisch stehen. Nur bei sehr salzhaltigen Lebensmitteln solltest du vorsichtig sein. Diese können die kleinen Nieren deines Kindes noch etwas überfordern.

DIE ERNÄHRUNG DER ERSTEN 1000 TAGE

Studien haben gezeigt, dass die Ernährung der ersten 1 000 Tage deines Kindes einen wichtigen Einfluss auf das ganze Leben haben kann. Je gesünder du dich in der Schwangerschaft ernährst und je ausgewogener die Kinder in den ersten beiden Lebensjahren ernährt werden, desto besser können Übergewicht und Diabetes Typ 2 verhindert werden. Manche Eltern versuchen daher z. B. in den ersten beiden Lebensjahren auf gezuckertes Essen oder Getränke zu verzichten.

Gesunde Kinderernährung

Eine gesunde Kinderernährung braucht keine Kinderprodukte wie spezielle Kinderjoghurts, Bärchenwurst, Kinderkäse oder andere Extrawürste. Diese Produkte haben meist nicht weniger Zucker, Aromen oder andere Zusätze. Sie machen dein Kind nicht gesünder, auch wenn die Werbung versucht, dir etwas anderes zu vermitteln. Auch spezielle Vitaminpräparate oder Säfte bieten deinem Kind keinen Vorteil und können, zum Beispiel wenn viel Zucker enthalten ist, sogar schlecht sein. Um dein Kind gesund zu ernähren, musst du eigentlich nur weniges beachten. **Gib deinem Kind immer gut zu trinken.** Hier sind Wasser und ungesüßter Tee am besten. Wenn es mal ein Saft sein soll, verdünne diesen mindestens mit der doppelten Menge Wasser. Dein Kind wird es sicher nicht mal merken. Gezuckerte Getränke, dazu gehört auch Saft, können vielleicht bei besonderen Anlässen, wenn die Großen auch anstoßen, angeboten werden. Dann wird die Feier auch zu einem Event für dein Kind. Zum Durstlöschen sind solche Getränke aber nicht geeignet.

ZUCKERHALTIGE GETRÄNKE UND DIABETES TYP 2

Wusstest du, dass gezuckerte Getränke, und dazu gehört auch der normale Fruchtsaft, das Risiko für einen Alterszucker erhöhen? Studien haben gezeigt, dass der regelmäßige Konsum von gezuckerten Getränken, auch wenn die Ernährung sonst nicht zu viele Kalorien enthält, schon das Risiko erhöht.

Biete deinem Kind viel Gemüse, Obst, Getreideprodukte und Kartoffeln an. Sie enthalten viele Vitamine und machen satt. Biete tierische Produkte – z. B. Fleisch, Wurst, Eier etc. – nur in Maßen an. Etwas Fleischwurst auf dem Frühstücksbrot wird deinem Kind natürlich nicht schaden, aber das Brot sollte schon dazu gegessen werden. Zwei Bratwürste sind allein kein gesundes Mittagessen. Wenn es am nächsten Tag dann aber vielleicht einen vegetarischen Gemüseauflauf gibt, ist der Wurst-Tag schnell ausgeglichen. Auch Milch und Milchprodukte sollten nicht ohne Limit verzehrt werden. Sicher kann dein Kind zum Frühstück oder Abendessen eine Milch haben. **Als Durstlöscher sollte Milch aber nicht dienen.**

Sei sparsam mit Salz, Zucker, Süßigkeiten und Knabbereien. Vor allem bei Süßigkeiten sollte dein Kind ein gesundes Maß kennenlernen und dafür braucht es dich. Benutze Süßigkeiten nicht als Belohnung oder um dein Kind unter Druck zu setzen. Sag deinem Kind früh, dass zu viel Zucker ungesund ist und schlechte Zähne machen kann. (→ Zahnpflege und Vitamine) Sei ein Vorbild. Du kannst dir schlecht ein Brot mit Schokocreme zum Frühstück gönnen und deinem Kind die Haferflocken hinstellen. Aber auch bei versteckten Zuckern solltest du aufpassen. Kinderkekse mit Zucker, Kinderjoghurts mit Knusperflocken oder andere speziell beworbenen Kinderprodukte sind häufig wahre Zuckerbomben und meistens einfach zu ersetzen. Ein Naturjoghurt mit Obst oder einem klein wenig Marmelade oder Honig können hier schon mächtig Zucker sparen.

Beachte, dass Süßwaren, gezuckerte Getränke und Knabbereien nur 10 % des täglichen Kalorienbedarfs ausmachen sollten. Mit zwei Keksen und einem kleinen Glas Saft ist das Limit für einen Vierjährigen schnell erreicht.

KEINE SNACKS ALS RUHIGSTELLER

Du solltest Zucker oder andere süße Lebensmittel nicht zum Beruhigen, Belohnen oder Trösten verwenden. Dies kann sich bei deinem Kind so verankern, dass es das in solchen Situationen dann immer für nötig hält. Diese Verhaltensmunster sollten gar nicht erst entstehen, denn sie fördern ein ungesundes Essverhalten.

Wenn Essen krank macht

Selten kann es vorkommen, dass einzelne Lebensmittel deinem Kind schaden können. Man unterscheidet eine Lebensmittelunverträglichkeit von einer Lebensmittelallergie. Bei der Allergie ist das Immunsystem deines Kindes beteiligt. Die Unverträglichkeit kann zu gleichen Beschwerden führen, ohne dass das Immunsystem (Antikörper) eine Rolle spielt. Sie wird als Pseudoallergie bezeichnet. Meistens reagieren die Säuglinge oder Kleinkinder auf Grundnahrungsmittel wie Kuhmilch, Hühnerei, Fisch, Soja, Weizen und Nüsse. In der Regel reagiert ein Kind nur auf ein bis zwei Lebensmittel. Handelt es sich um eine Allergie, kann sich diese manchmal sogar bis zum Schulalter verwachsen oder abmildern. Nicht verwechseln sollte man diese zwei Krankheiten mit einem Nicht-Vertragen von Lebensmitteln. Hat dein Kind nach dem Genuss von Hülsenfrüchten Bauchweh und Blähungen, handelt sich nicht um eine Unverträglichkeit. Vielmehr kann der kindliche Darm mit solchen Nahrungsmitteln noch etwas überfordert sein. Informationen zu Zöliakie, also der Unverträglichkeit gegen Gluten (Weizenkleber in Getreide), findest du im Kapitel → Bauch.

Lebensmittelunverträglichkeiten

Anders als die Allergien müssen sich Unverträglichkeiten nicht erst entwickeln. Diese bestehen von Anfang an und können sich schon mit dem ersten Schluck Muttermilch zeigen. Meist fehlt im Darm ein Eiweiß, das für die Verarbeitung bestimmter Lebensmittel nötig ist. Bekannte Beispiele sind die Milchzucker- und die Fruchtzuckerintoleranz. Sie können zu heftigen Bauchkrämpfen, Durchfällen und Erbrechen führen. Auch Zittern, Schwitzen und Unruhe können nach der Mahlzeit mit dem betroffenen Zucker auftreten. Zum Glück sind die schweren Unverträglichkeiten sehr selten und treffen nur 1 von 20 000 Kindern. Häufiger ist dagegen eine Fruchtzuckermalabsorption. Sie betrifft 5 % aller Menschen. Anders als bei der echten Unverträglichkeit ist das benötigte Eiweiß vorhanden. Die betroffenen Kinder reagieren nur auf große Mengen mit Bauchweh. Hier muss keine ganz strenge Diät gehalten werden. Es darf nur nicht zu viel Fruchtzucker auf einmal gegessen werden. Falls dein Kind betroffen sein sollte, wird euch ein/e Ernährungsberater/-in alles Notwendige erklären. Ihr werdet sehen, dass es irgendwann kein großes Ding mehr ist.

Lebensmittelallergien

Eine Lebensmittelallergie kann sich bei deinem Kind in vielen Formen zeigen und sich plötzlich entwickeln. Nur selten wird schon in der Stillzeit ein Verdacht geäußert. Meistens macht sie sich nach Einführung der Beikost bemerkbar. Manchmal nur mit Hautjucken, einem quaddeligen Hautausschlag oder einer Hautrötung. Bei anderen Kindern kommt es zu Bauchschmerzen und Durchfall nach dem Essen. Nur ganz selten zeigt sich das Vollbild eines allergischen Schocks (Anaphylaxie). (→ Notfälle → Insektenstiche)

LEBENSMITTELALLERGIE ERKENNEN

Eine Lebensmittelallergie kann sich durch eine juckende oder gerötete Haut nach dem Essen zeigen. Dieser Ausschlag kann sich auch erst Stunden danach bilden. Zusätzlich kann es zu dicken, geschwollenen Lippen oder Ohren kommen. Manche Kinder bekommen eine laufende Nase, müssen niesen und andere haben Husten oder Atemnot. Bei manchen Kindern zeigen sich Bauchbeschwerden wie Durchfall, Bauchweh oder Erbrechen. Solltest du eines der Symptome bei deinem Kind beobachten, immer wenn es ein bestimmtes Lebensmittel isst, solltest du mit deinem Kinderarzt/deiner Kinderärztin darüber reden. Er/Sie wird wahrscheinlich einen Allergietest durchführen.

Die Stärke der Reaktion ist natürlich auch davon abhängig, wie viel dein Kind von dem entsprechenden Lebensmittel zu sich genommen hat. Zum Glück sind nur wenige Kinder auf Spuren allergisch. Und manchmal machen nur bestimmte Formen des Nahrungsmittels Probleme. Zum Beispiel reagieren Kinder mit einer Hühnereiweiß-Allergie manchmal nur auf nicht ganz durchgegartes oder große Mengen Ei. Industriell verarbeitetes Ei führt hingegen selten zu Symptomen.

Das Ausmaß der allergischen Reaktion, also wie schlecht es deinem Kind nach dem Essen geht, hängt auch von der Tagesform ab. Ist dein Kind völlig gesund, machen ihm kleinere Mengen des verbotenen Lebensmittels wahrscheinlich weniger aus als wenn es eh schon krank und das Immunsystem aktiv ist.

Hast du den Verdacht, dein Kind könnte auf ein Lebensmittel reagieren, dann sprich mit deinem Arzt/deiner Ärztin. Nach Haut- oder Bluttest müsst ihr dann meist noch ins Krankenhaus. Wieso? Eine **Diät** mit Verzicht zum Beispiel auf Milch oder Ei ist natürlich sehr aufwendig. Da muss man sicher sein, dass eine Allergie vorliegt. Im Krankenhaus isst das betreffende Kind unter kontrollierten Bedingungen das verdächtige Lebensmittel. Spätestens, wenn sich dort die Allergie bestätigt, werdet ihr von Ernährungsfachkräften geschult. Denn die einzige Therapie ist die komplette Meidung dieses Lebensmittels. Diese „Diät“ muss zunächst für ein bis zwei Jahre durchgeführt werden. Wenn sich in der Zeit keine Reaktion zeigt, kann erneut ein Test im Krankenhaus erfolgen. Falls das Kind weiterhin reagiert, geht auch die Diät weiter. Bis zum Schulalter kann sich eine solche Allergie verwachsen. Danach ist es unwahrscheinlicher. Gutes Infomaterial findest du auch über den Deutschen Allergie- und Asthmabund e. V.

Sollte dein Kind eine schwerwiegende Reaktion auf ein Nahrungsmittel haben, bekommt ihr von eurem Arzt/eurer Ärztin ein **Notfallset** verordnet. Dies sollte dann immer beim Kind sein – auch auf Ausflügen oder im Urlaub. Das Notfallset besteht in der Regel mindestens aus drei Medikamenten. Einem Antiallergikum, das vor allem den Hautausschlag und den Juckreiz bekämpft, und einem Kortison, das die allergische Reaktion stoppen soll. Für den Fall, dass es zu einem allergischen Schock kommt, muss zusätzlich eine Notfallspritze gegeben werden. Diese enthält ein Medikament, das sonst auch zur Wiederbelebung benutzt wird. Hiermit soll dafür gesorgt werden, dass der Blutkreislauf stabil bleibt oder wird. Hat das Kind mit Luftnot reagiert, bekommt es zusätzlich etwas zum Inhalieren ins Notfallset. Vor allem, wenn Nahrungsmittel in der Nähe sind oder auf Ausflügen, gehört das Notfallset ans Kind.

WAS IST EINE ANAPHYLAXIE?

Eine Anaphylaxie ist die schlimmste Form einer allergischen Reaktion im Körper. Es kommt zu einem Schockzustand, bei dem der Blutkreislauf schwer gestört werden kann. Dies ist immer ein medizinischer Notfall. Erkennen kann man, dass es zu einem Schock kommt, wenn plötzliche Heiserkeit/Husten/Atemnot oder pfeifende Atmung entsteht oder das Kind plötzlich bewusstlos wird. (→ Notfälle → Insektenstiche)

Die KiTa oder der Kindergarten müssen informiert sein, aber auch die Großeltern oder Freund/-innen, bei denen das Kind ohne dich ist. Es gibt gute Schulungsangebote und ihr könnt mit abgelaufenen Notfallspritzen und Orangen immer wieder üben. Auch wenn es selten zum Ernstfall kommt: **Die Notfallspritzen laufen in der Regel ab. Die meisten Kinder werden sie zum Glück nicht brauchen. (Vergesst aber nicht, euch nach Ablauf eine neue verschreiben zu lassen!)** Natürlich muss nicht jeder unbedingt im Umgang mit der Spritze geschult werden, aber alle engen Bezugspersonen müssen über die Allergie Bescheid wissen und im Zweifel euch oder im Notfall den Notruf wählen. Was du im Falle eines allergischen Schocks machen und beachten musst, erklären wir ausführlich im Notfallkapitel. (→ Notfälle)

SICHERE ESSENSKISTE FÜR DIE KITA/KINDERGARTEN

Gerade, wenn euer Kind auf eine der gängigen Kuchenzutaten reagiert, entstehen in der KiTa und im Kindergarten immer wieder „doofe" Situationen. Alle Kinder bekommen zum Nachmittag einen Keks oder einen Muffin und euer Kind soll sich mit einem Zwieback arrangieren. Dies sorgt zu Recht für große Unzufriedenheit bei deinem Kind. Es fühlt sich schlecht behandelt. Das kann für Ablehnung sorgen und den Spaß verderben. Packe deshalb ein paar sichere Lebensmittelalternativen in eine Kiste für die KiTa. Hier können die Erzieher/-innen in einem solchen Fall auch für euer Kind etwas Passendes finden. Du kannst die Kiste noch liebevoll dekorieren oder sogar eine Schatzkiste daraus machen, damit das Extra zum Highlight wird. Nicht selten will der Rest der Gruppe dann auch mal dort zugreifen: Pack also ruhig etwas mehr hinein, dann kann dein Kind auch etwas daraus verteilen. Oder du hast das Mindesthaltbarkeitsdatum im Blick. Bevor es abläuft, kann eine Schatzkistenplünderung erfolgen. Gemeinsam schmeckt es einfach immer am besten.

ZAHNPFLEGE UND VITAMINE

Ab wann muss ein Kind eigentlich Zähne putzen? Und welche Vitamine braucht es, um gesund zu bleiben? In diesem Kapitel erfährst du alles Wichtige rund um Zahnpflege und Vitamingabe.

Zähne richtig pflegen

Spätestens, wenn das erste Zähnchen durchspitzt, fragst du dich: Ab wann putzt man bei einem Kind Zähne? Die Antwort ist eigentlich ganz einfach: ab dem ersten Zahn.

Die Milchzähne werden bereits in der Schwangerschaft bei deinem Kind angelegt. Im Alter von 6–8 Monaten kommt es bei den meisten Kindern zum Durchbruch der ersten Zähnchen, meist der unteren Schneidezähne. Aber keine Sorge, wenn das früher oder später passiert oder ein anderer Zahn als Erstes rauskommt – das ist sehr variabel. Damit dein Kind dauerhaft gesunde Zähne hat, gibt es ein paar wenige, aber wichtige Dinge zu beachten. Zunächst solltest du sämtliche Sauger, Schnuller und Löffel deines Babys nicht in deinen Mund nehmen. **Karies ist eine Infektionskrankheit**, das heißt, sie wird durch Bakterien übertragen. Zur Geburt hat dein Kind keine Kariesbakterien im Mund und das sollte auch so bleiben. Zudem ist ein gesunder und harter Zahnschmelz erforderlich, denn dieser kann von den Bakterien nicht so schnell angegriffen werden. Für einen harten Schmelz benötigt dein Kind **Fluorid.** Nach den aktuellen Empfehlungen der Kinder- und Zahnärzte/-ärztinnen sollte Fluorid bis zum Durchbruch des ersten Zahnes in Form einer Tablette kombiniert mit Vitamin D gegeben werden. Ab dem ersten Zahn putzt du am besten zweimal täglich mit einer fluoridhaltigen Kinderzahnpasta und dein Kind bekommt ab jetzt Vitamin D ohne Fluorid.

0–2 Jahre	2 x tgl. Zähne putzen mit fluoridhaltiger Zahnpasta mit 1 000 ppm Fluorid in Reiskorngröße oder mit 500 ppm Fluorid in Erbsengröße
2–6 Jahre	2 x tgl. Zähne putzen mit fluoridhaltiger Zahnpasta mit 1 000 ppm Fluorid in Erbsengröße

KARIESPROPHYLAXE

Bis zum 6. Geburtstag lernt dein Kind durch tägliches Putzen, wie es seine Zähne pflegt. Mit „KAI" kann sich schnell jedes Kind merken, wie geputzt wird, nämlich Kauflächen, Außenflächen und Innenflächen. Für die drei Buchstaben braucht es dann auch drei Minuten. Damit sind alle Zähne geputzt. Du solltest bis zum 6. Geburtstag aber stets nachputzen. Danach darf dein Kind allein putzen. Achte zudem auf eine gesunde Ernährung mit regelmäßigen Mahlzeiten und somit auch regelmäßigen Nahrungspausen. Zum Trinken bekommt dein Kind am besten Wasser oder ungesüßten Tee. Und der Zahnarzt? Dorthin geht ihr am besten zusammen zweimal im Jahr zu Vorsorge.

Vitamine und Mineralstoffe

Vitamine und Mineralstoffe benötigt der Körper täglich für all seine Stoffwechselprozesse. Die meisten dieser Stoffe werden mit der Nahrung aufgenommen. Aber es gibt ein paar Ausnahmen.

Vitamin D

Dieses Vitamin kann der Körper selbst in der Haut herstellen, jedoch benötigt er dazu genügend Sonne. In Deutschland reicht die Sonne leider nicht aus. Zu wenig Vitamin D kann eine Rachitis, also weiche Knochen, verursachen. Zur Rachitisprophylaxe bekommt dein Kind ab der zweiten Lebenswoche täglich 500 Einheiten Vitamin D in Form von Tabletten oder Tropfen. Diese Empfehlung gilt für das gesamte erste Lebensjahr. Sollte dein Kind im Herbst oder Winter 1 Jahr alt werden, wird die Prophylaxe noch bis zum Sommerbeginn durchgeführt. Ab dem 2. Lebensjahr achte darauf, dass dein Kind regelmäßig an der frischen Luft spielt und die Haut mit Sonnenlicht in Kontakt kommt. Dabei aber bitte den Sonnenschutz nicht vergessen!

Vitamin K

Vitamin K ist ein weiteres Vitamin, welches von Babys noch nicht ausreichend gebildet werden kann. Es wird für die Blutgerinnung benötigt. Bei einem Mangel kann es zu schweren inneren Blutungen kommen. Um dies zu verhindern, bekommen alle Neugeborenen in Deutschland am 1. Lebenstag, zur U2 und U3 je 2 mg Vitamin K als Tropfen. Danach schafft es dein Baby selbst, Vitamin K zu produzieren.

Jod und andere Vitamine

Deutschland gehört weiterhin zu den Jodmangelgebieten. Jod kann vom Körper nicht selbst hergestellt werden, sondern muss mit der Nahrung aufgenommen werden. Es ist lebensnotwendig und wird vom Körper für viele Stoffwechselvorgänge benötigt. Gute Jodquellen sind Fisch und Milch. Verwendest du im Alltag noch jodiertes Speisesalz zum Kochen, dann bist du auf der sicheren Seite. Jodtabletten sollten nur bei nachgewiesenem Jodmangel auf ärztliche Anordnung eingenommen werden.

Und die anderen Vitamine? Die sind in einer gesunden Ernährung ausreichend vorhanden. Lediglich bei bestimmten Erkrankungen, zum Beispiel entzündlichen Darmerkrankungen, kann ein Nährstoff- und Vitaminmangel entstehen. Sollte eine der Erkrankungen vorliegen, wird dein Kinderarzt/deine Kinderärztin aber gezielt danach schauen und den Mangel mit den fehlenden Vitaminpräparaten ausgleichen.

IMPFUNGEN

In diesem Kapitel lernst du, welche Impfungen es für Kinder gibt und welche unserer Erfahrung nach sinnvoll sind. Du erfährst auch, auf was du bei der Durchführung von Impfungen achten solltest.

Um Impfungen gibt es immer wieder emotionale Diskussionen. Das ist verständlich, denn eine Impfung ist immerhin eine Art Eingriff in den Körper eines Kindes, bei dem die Eltern vertrauen können müssen, dass dieser weit mehr Nutzen hat als Risiken.

Wenn die Europäische Arzneimittelbehörde EMA einen Impfstoff zulässt, haben die Hersteller nach Studien meist über mehrere Jahre und an vielen tausend Probanden nachgewiesen, dass dieser sicher und wirksam ist. Das gibt der STIKO (Ständige Impfkommission am Robert Koch-Institut) die Möglichkeit, eine Impfung zu empfehlen, was dann in der Regel zur Kostenübernahme durch die Krankenkassen und zur Haftung des Staats bei Impfschäden führt. Die Entscheidungen der STIKO stützen sich auf wissenschaftliche Studien zu Wirksamkeit, Nebenwirkungsrisiko und Notwendigkeit einer Impfung, aber auch zur Verhältnismäßigkeit der Kosten.

Die aktuell gültige STIKO-Empfehlung ist jeweils im sogenannten Impfkalender dargestellt. Diesen findest du immer unter www.rki.de/impfkalender. Dort gibt es auch weiterführende Informationen zu den einzelnen Impfungen.

IMPFSCHÄDEN

Impfungen sind auch deshalb in der Öffentlichkeit erwünscht, weil sie das Risiko aller Menschen senken, selbst krank zu werden, bleibende Folgen einer Infektion zu erleiden oder andere anzustecken.

Deshalb sprechen wir von „öffentlich empfohlenen" Impfungen. Sollten die Impfungen selbst schwere Folgen hinterlassen (Impfschaden), kommt deshalb der Staat für die Behandlungs- und Pflegekosten auf. Im Gegensatz zur Ära der Pockenimpfung sind Impfschäden heute aber Raritäten.

Genau wie nach durchgemachten Infektionen soll durch eine Impfung ein Eintrag in die „Bibliothek" des Immunsystems erfolgen, sodass dein Kind diesen Erreger bei Kontakt schnell erkennt und ohne Erkrankung loswird. Im Gegensatz zur durchlaufenen Infektion löst eine Impfung selbst normalerweise gar keine oder nur minimale Symptome aus.

Nicht zu verwechseln mit Impfungen ist die „passive Immunprophylaxe", also die Gabe von Antikörpern, die nicht das Ziel haben, das eigene Immunsystem vorzubereiten, sondern es zu ergänzen. Die passive Prophylaxe (v. a. gegen RS-Viren) kann bei Frühgeborenen oder kranken Neugeborenen nötig sein. Die für Kinder relevanten aktiven Impfungen stellen wir dir im Folgenden genauer vor.

WANN SOLLTEN KINDER NICHT GEIMPFT WERDEN?

Eine Impfung wirkt dann besser, wenn sie auf ein „ruhendes" Immunsystem trifft, das noch nicht wegen anderer Infektionen hochgefahren ist. Dein Kind sollte deshalb nicht geimpft werden, wenn es Hinweise auf „systemische" Infektionen gibt, also vor allem Fieber oder Mattigkeit. Kleinere Infektionen wie Schnupfen oder Halskratzen sind kein Grund, die Impfung zu verschieben.

Auch chronische Erkrankungen sind in der Regel kein Argument gegen eine Impfung. Im Gegenteil – oft ist ein Infektionsschutz besonders dann erforderlich.

Ausnahme: Bei Kindern mit Immunschwäche (angeboren oder durch Medikamente oder chronische Erkrankungen ausgelöst) muss dein Arzt/deine Ärztin entscheiden, ob eine Impfung möglich ist.

Rotavirus

Rotaviren lösen bei Säuglingen und Kleinkindern schwere, wässrige Durchfälle aus. Ohne medizinische Versorgung können diese tödlich enden, was aber bei guter Krankenhausversorgung (Infusionstherapie) sehr selten geworden ist. Ab dem dritten Kontakt mit Rotaviren hat der Körper eine natürliche Immunität.

ROTAVIRUS-IMPFUNG – UNSERE EMPFEHLUNG

Impfstoff: Es handelt sich um eine „Schluckimpfung". Die Wirkung entfaltet sich durch den Kontakt der abgeschwächten, lebensfähigen Viren mit der Mundschleimhaut. Sie kommen nur in den Darm, dringen aber nicht in den Körper ein.

Altersempfehlung: nach der 6. Woche (Abschluss der zweiten Impfung spätestens im 6. Monat)

Schutzwirkung: Die Impfung kann eine Rotavirus-Infektion nicht vollständig verhüten. Allerdings sind schwere Austrocknungen weitgehend zu verhindern.

Verträglichkeit: Gut. Etwas Durchfall ist möglich.

Zu beachten: Kinder mit schwerer Immunschwäche sollten nur nach Rücksprache mit den Spezialist/-innen geimpft werden.

Unsere Bewertung: Problemlose Impfung. Allerdings in zivilisierter Umgebung auch gut behandelbare Erkrankung. Aber sie kann einen Krankenhausaufenthalt verhindern und dein Kind gerade im jungen Alter gut schützen.

Sechsfach- und Fünffach-Impfung
(Tetanus, Diphtherie, Keuchhusten, Kinderlähmung, Hämophilus influenzae B, mit/ohne Hepatitis B)

Kommen **Tetanus**bakterien durch Wunden in den Körper, produzieren sie ein Gift, das zur Lähmung der Muskulatur führt und damit in vielen Fällen zum Tod. Das **Diphtherie**bakterium führt ebenfalls über ein Gift zu schwerer Halsentzündung mit Beeinträchtigung der Atmung und vor allem zu einer Beteiligung der Herzmuskulatur. Die Sterblichkeit war vor der Antibiotika- und Impf-Ära dadurch ebenfalls hoch. **Kinderlähmung** ist eine Virusinfektion, die die motorischen Nerven im Rückenmark so schädigt, dass eine Lähmung der Muskeln, auch der Atemmuskeln auftritt. Auch wenn die Sterblichkeit aufgrund moderner Intensivmedizin zurückgegangen ist, sind bleibende Lähmungen die Regel. Das **Keuchhusten**bakterium schädigt die Wände der Atemwege, insbesondere der Luftröhre. Die Folgen sind kaum stillbare Hustenanfälle, die viele Wochen bleiben können. Wichtigeres Problem ist aber das Risiko von Atemstillständen bei Säuglingen – auch ohne Husten. **Hämophilus influenzae B** ist für viele schwere bakterielle Infektionen verantwortlich – für Mittelohrentzündung, aber auch für Lungenentzündung oder Hirnhautentzündung, letztere oft mit bleibender Störung. **Hepatitis B** ist ein Virus, das schwere, oft chronische Leberentzündungen auslöst, die später auch bösartig werden können. Die Übertragung geschieht über Blut und Blutprodukte, sexuell oder von der Mutter auf das ungeborene Kind.

FÜNF- BZW. SECHSFACH-IMPFUNG – UNSERE EMPFEHLUNG

Impfstoff: Der Impfstoff ist ein Kombinationsimpfstoff mit Bestandteilen der jeweiligen Keime, bzw. bei Tetanus und Diphtherie mit dem (entschärften) Gift des Bakteriums. Es handelt sich um einen Totimpfstoff, also nicht um vermehrungsfähige Keime. Die Impfung wird in die Muskulatur gespritzt.

Altersempfehlung: Drei Impfungen im 3. Monat, im 5. Monat sowie eine Booster-Impfung mit etwa 12 Monaten. Es braucht auch später regelmäßige Auffrischungen für einige der Erkrankungen. Aktualisieren des Keuchhustenschutzes bei Kontakt mit Säuglingen und Kleinkindern auch im Erwachsenenalter.

Schutzwirkung: Die Impfung ist sehr gut wirksam. Tetanus und Diphtherie, Hepatitis B und Kinderlähmung können langfristig sehr gut verhindert werden. Der Keuchhustenschutz und der Schutz gegen Hämophilus influenzae B sind in den entscheidenden ersten Jahren gut. Später verliert er sich, was bei Hämophilus kein Problem darstellt, da die relevanten Erkrankungen ab 4 Jahren kaum mehr auftreten. Keuchhusten muss aufgefrischt werden.

Verträglichkeit: Prinzipiell gut. Sehr selten bedenkliche Zwischenfälle. Oft stärkere Impfreaktion bei der Boosterimpfung mit 12 Monaten (Fieber, Rötung der Impfstelle).

Zu beachten: Auffrischung für Keuchhusten bei allen Kontaktpersonen eines Neugeborenen nach der Geburt, idealerweise bereits bei Kinderwunsch. Sonderempfehlung für Hepatitis B, wenn die Mutter Trägerin ist. Einzelimpfstoffe für die Einzelkomponenten sind auf dem deutschen Markt kaum mehr erhältlich.

Unsere Bewertung: Sehr wichtige Impfung, die auch zeitnah gemäß den Empfehlungen erfolgen sollte, da die entsprechenden Krankheiten gerade im Säuglings- und Kleinkindalter am relevantesten sind. Seit dem Einsetzen der Impfung sind die Erkrankungsfälle dramatisch zurückgegangen. Einziger diskussionswürdiger Bestandteil ist die Hepatitis B-Impfung, für die es im jungen Alter meist noch kein Übertragungsrisiko gibt. Allerdings verschlechtert diese Komponente die Verträglichkeit auch nicht. Die Impfwirkung gegen Hepatitis B ist vielmehr dadurch verstärkt, dass sie in dieser Kombination gegeben wird. Deshalb klare Empfehlung für eine Sechsfach-Impfung und gegen die Kombination aus Fünffach-Impfung und späterer Einzelimpfung gegen Hepatitis B (drei Impftermine).

Pneumokokken
(13-fach – gegen 13 Typen)

Pneumokokken sind Bakterien, die schwere bakterielle Infektionen auslösen, vor allem Lungen- und Hirnhautentzündung, am schwersten und dann oft mit bleibenden Problemen in den ersten Lebensjahren. Außerdem verursachen sie aggressive Mittelohrentzündungen.

PNEUMOKOKKEN-IMPFUNG – UNSERE EMPFEHLUNG

Impfstoff: Bei der Impfung handelt es sich um einen Totimpfstoff (also lediglich Bestandteile des Keimes) gegen 13 Typen. Die Impfung wird in die Muskulatur gespritzt.

Altersempfehlung: Drei Impfungen im 3. Monat, im 5. Monat sowie eine Booster-Impfung mit etwa 12 Monaten. Bei Risikokindern mit Herz- oder Lungenerkrankungen werden auch im Schul- und Jugendalter noch Auffrischungsimpfungen durchgeführt, allerdings mit einem anderen Impfstoff.

Schutzwirkung: Die Impfung schützt sehr gut gegen die schweren Erkrankungen, die durch die 13 Typen Pneumokokken ausgelöst werden. Die leichter verlaufenden Infektionen mit anderen Pneumokokken-Typen werden nicht verhindert.

Verträglichkeit: Gut. Die Impfung brennt beim Spritzen.

Unsere Bewertung: Wichtige Impfung, da die Erkrankung schwer ist und die Verträglichkeit gut.

Masern, Mumps, Röteln, Windpocken

Masern wurden durch das Masernschutzgesetz im Zusammenhang mit der Impfung ausführlich öffentlich diskutiert. Die Masern sind eine schwere Erkrankung, nicht nur während des akuten Verlaufs mit typischem Hautausschlag und hohem Fieber, sondern auch hinsichtlich der Komplikationen. Das Masernvirus schwächt das Immunsystem, sodass weitere Infektionen drohen, etwa eitrige Lungenentzündungen. Außerdem die Hirnentzündung durch Masern (Enzephalitis) in einer Häufigkeit von 1:1 000 und die SSPE (subakute sklerosierende Panenzephalitis), ein langsam verlaufender Abbau des Gehirns, in einer Häufigkeit von 1:15 000.

Das **Mumpsvirus** breitet sich schmerzhaft in den Speicheldrüsen des Kopfes und des Bauches aus, kann aber auch die Hoden und Eierstöcke entzünden mit der Folge reduzierter Fruchtbarkeit. Auch hier kann es zur Hirnentzündung kommen, daneben zur bleibenden Schwerhörigkeit.

Röteln verlaufen neben dem blassen Hautausschlag häufig still, obwohl auch die akute Infektion Risiken hat – etwa Gelenksentzündungen und Knochenmarksschädigungen mit der Folge einer Blutarmut. Am gefährlichsten sind Röteln allerdings für Schwangere, da eine frische Rötelninfektion im ersten Drittel der Schwangerschaft regelhaft schwere kindliche Fehlbildungen auslöst.

Windpocken (ausgelöst durch das Varizella-Zoster-Virus) sind eine Viruserkrankung mit typischem Hautausschlag, der sich über den Verlauf von 7–10 Tagen verändert. Das Kind ist oft wenig beeinträchtigt. Komplikationen können aber vorkommen, etwa die Beteiligung des (Klein-)Hirns oder schwere Entzündungen von Gelenken (Knie), die davon zerstört werden können. Die durchgemachte Windpockenerkrankung schützt als typische Kinderkrankheit zwar vor neuen Windpocken. Allerdings bleibt das Virus im Körper und kann sich im Alter oder bei schlechter Immunlage über die langen Körpernerven wieder begrenzt zeigen, dann als schmerzhafte Gürtelrose.

MMR + VARIZELLEN-IMPFSTOFF – UNSERE EMPFEHLUNG

Impfstoff: Es handelt sich um eine klassische Lebendimpfung. Die Impfstoffe bestehen aus den vier Virustypen, die so verändert sind, dass sie praktisch keine Krankheiten mehr auslösen können, sich aber dennoch wie Viren im Körper verbreiten. Dadurch wird ein langfristiger, meist lebenslanger Impfschutz erzeugt.

Altersempfehlung: Die Impfung wird am Ende des ersten Lebensjahres gegeben, obwohl es bereits früher sinnvoll wäre. Hintergrund ist die Möglichkeit einer Neutralisation des Impfstoffes vor dem 10. Lebensmonat durch fortbestehende mütterliche Leih-Antikörper. Frühestens einen Monat nach der ersten Impfung wird eine zweite verabreicht – weniger als Verstärker, sondern für den Fall, dass der empfindliche Impfstoff beim ersten Termin nicht voll wirken konnte.

Schutzwirkung: Die Impfung schützt praktisch 100 % gegen Masern, Mumps und Röteln. Lediglich der Windpockenschutz ist nicht ganz 100 %. Eine mögliche Windpockenerkrankung verläuft aber erheblich abgeschwächt. Bei Windpockenschutz dürfte auch die Folgeerkrankung Gürtelrose zu verhindern sein.

Verträglichkeit: Prinzipiell gut. Nachdem sich die Viren des Lebendimpfstoffs aber im Körper kurz ausbreiten, kann es nach einigen Tagen zu einer Impfreaktion kommen mit stark abgeschwächten Symptomen der echten Erkrankung, allerdings unproblematisch und ohne Folgen: am häufigsten mit Hautausschlag und etwas Fieber. Der Spuk ist zum Glück schnell vorbei.

Die erste Impfung sollte nicht als Vierfachimpfung gegeben, sondern auf Dreifachimpfung plus Varizellen aufgeteilt werden. Ansonsten sind Fieberkrämpfe etwas häufiger.

Zu beachten: Kinder mit Immunschwäche dürfen mit Lebendimpfungen nur nach Rücksprache mit den betreuenden Spezialisten geimpft werden.

Unsere Bewertung: Sehr wichtige Impfung. Insbesondere der Masernschutz kann lebensrettend sein. Das Ziel der WHO ist es immer noch, die Masern durch ein Impfprogramm weltweit auszurotten. Dazu muss allerdings eine Durchimpfrate von 80–90 % erreicht werden.

Meningokokken

Meningokokken lösen die schwere eitrige Hirnhautentzündung aus, bei der nicht selten Schäden bleiben – etwa Schwerhörigkeit, chronische Kopfschmerzen oder sogar Entwicklungsstörungen. Die Erkrankung ist selten und tritt meist ohne sichere Kontaktfälle auf. Oft liegt das Bakterium bereits längere Zeit im Rachen auf Lauer. Die Erkrankung tritt gehäuft im Kleinkindalter und wieder im Jugendalter auf. Man unterscheidet die in Europa häufigeren Typen B und C, daneben den Typ A und die Typen W und Y mit Vorkommen vermehrt in südlichen Ländern. Die Krankheit verläuft unabhängig von den Typen ähnlich.

MENINGOKOKKEN-IMPFUNG – UNSERE EMPFEHLUNG

Impfstoff: Für Meningokokken liegen drei unterschiedliche Impfstoffe vor: gegen Typ C, gegen Typ B sowie einen gemischten gegen Typ A, C, W und Y. Alle Impfstoffe beinhalten Keimbestandteile, es handelt sich also um Totimpfungen.

Altersempfehlung: Die einmalige Impfung gegen Typ C wird im 2. Lebensjahr gegeben. Bereits im 1. Lebensjahr kann gegen den Typ B geimpft werden (Häufigkeit der Impfung ist abhängig vom Alter zum Start der Impfung). Die Impfempfehlung der STIKO findest du im Impfkalender. Davon ist in der Regel auch die Kostenübernahme durch die Krankenkasse abhängig.

Schutzwirkung: Die Impfungen schützen gut gegen Hirnhautentzündung durch Meningokokken. Eine Besiedelung im Hals kann sie nicht vollständig verhindern und damit auch keine unbemerkte Ansteckung.

Verträglichkeit: Unproblematisch.

Unsere Bewertung: Es ist eine sehr wichtige Impfung. Auch wenn die Erkrankung sehr selten ist, handelt es sich um eine sehr schwere Infektion mit einem hohen Risiko für schwere bleibende Schäden. Wir empfehlen, gegen alle Typen zu impfen.

Humane Papillomviren (HPV)

HPV löst kein schweres Krankheitsgefühl aus. Vielmehr führen die Viren zu einer unbemerkten, schleichenden Infektion der Schleimhäute vor allem im Genitalbereich, bei Frauen auch in Scheide und Gebärmutter. Langfristig löst diese Entzündung neben unschönen Genitalwarzen vor allem Zellveränderungen aus, die zu Krebs führen können, vor allem zu Gebärmutterhalskrebs, seltener bei Jungen auch zu Peniskarzinomen. Das Virus wird fast ausschließlich sexuell übertragen.

HPV- IMPFUNG – UNSERE EMPFEHLUNG

Impfstoff: Der Impfstoff enthält die Bestandteile der wichtigsten Untertypen des Virus (Totimpfung).

Altersempfehlung: Die Impfung sollte vor den ersten Sexualkontakten abgeschlossen sein. Wenn die Impfung im Alter von 9 Jahren begonnen wird, sind nur zwei Dosen nötig, ab 15 Jahren dann drei Dosen.

Schutzwirkung: Die Impfung reduziert das Risiko für die mit dem Virus zusammenhängenden Krebserkrankungen und vermindert die Häufigkeit von Genitalwarzen. Einen vollständigen Schutz gegen alle HPV-Typen bietet sie nicht.

Verträglichkeit: Die Verträglichkeit wird inzwischen als gut bewertet. Anfängliche Bedenken haben sich nicht bestätigt.

Unsere Bewertung: Wir empfehlen die Impfung aufgrund der guten Verträglichkeit, auch wenn kein hundertprozentiger Schutz zu erreichen ist.

Influenza (Virusgrippe)

Die hochansteckende Grippe ist eine schwer verlaufende Viruserkrankung mit Risiken vor allem für Menschen mit Vorerkrankungen. Ältere Menschen sind dabei mehr gefährdet, allerdings kann die Grippe auch im Kindesalter zu Komplikationen führen (Herzmuskelentzündung, Lungenentzündung, Hirnentzündung), insbesondere bei Vorerkrankungen.

GRIPPEIMPFUNG – UNSERE EMPFEHLUNG

Impfstoff: Das Grippevirus ist sehr vielseitig und kann seine Hauptbestandteile immer wieder verändern, sodass das Immunsystem es nicht mehr so gut erkennt. Der jedes Jahr aktualisierte Totimpfstoff besteht deshalb aus den relevanten Proteinen des Virus (Totimpfstoff) der vier Virustypen, für die mathematische Modelle am ehesten eine größere Epidemie erwarten lassen. Für Kinder existiert auch ein etwa gleichguter Impfstoff, der wie Nasentropfen angewendet wird.

Altersempfehlung: Die STIKO-Empfehlung, dass nur Risikopatienten mit schweren anderen Erkrankungen geimpft werden sollen, wurde zuletzt aufgeweicht. Prinzipiell sind danach jetzt alle Kinder ab 6 Monaten impfbar.

Schutzwirkung: Wenn die Grippewelle tatsächlich die im Impfstoff erhaltenen Stämme umfasst, reduziert der Impfstoff das Risiko für einen schweren Grippeverlauf deutlich. Durch die Erweiterung des Impfstoffs von drei auf vier Stämme ist die Chance, dass die Grippewellen des Winters dadurch abgemildert werden, ganz gut.

Verträglichkeit: Die Verträglichkeit der neueren Grippe-Impfstoffe ist sehr gut, gespritzt oder via Nasenschleimhaut.

Unsere Bewertung: Wir führen die Impfung großzügig durch, da es die einzige Möglichkeit ist, das Risiko im Kindesalter zu reduzieren. Bei chronischen Erkrankungen halten wir sie aufgrund des Risikos für dringend erforderlich.

WAS NACH DER IMPFUNG ZU BEACHTEN IST

Bei allen Impfungen kann es zu schwachen Zeichen einer Immunreaktion kommen – bei Totimpfstoffen innerhalb von 24 Stunden, bei Lebendimpfstoffen meist erst nach einigen Tagen. Dazu gehören erhöhte Temperatur und leichte Abgeschlagenheit. Schwerere Verläufe (Fieberkrämpfe, neurologische Auffälligkeiten) sind äußerst selten und bedürfen dann medizinischer Behandlung. Diese oder gar Impfschäden sind in der umfangreichen kinderärztlichen Tätigkeit der Autoren/Autorinnen bislang nur einmal aufgetreten.

Eine besondere Verhaltensregel nach Impfungen gibt es deshalb nicht. Dein Kind darf seinen Alltag ganz normal leben. Lediglich während möglicher Abgeschlagenheit sollten Sport und größere körperliche Anstrengungen noch vermieden werden.

Fieber darf gesenkt werden, zunächst durch Kühlung, bei höheren Temperaturen aber auch mittels Ibuprofen oder Paracetamol. Es ist übrigens ein Mythos, dass man nach einer Impfung nicht baden darf. Gerüchte, dass dann der Impfstoff nicht wirkt oder sich der Stichkanal entzündet, sind veraltet. Wenn dein Kind nicht fiebert, spricht nichts gegen ein Bad in der Wanne.

Frühsommer-Meningoenzephalitis (FSME)

Das FSME-Virus kann das Nervensystem befallen. Er wird ausschließlich durch Zecken übertragen – direkt beim Stich. Eine rasche Entfernung der Zecke schützt deshalb (anders als bei der bakteriellen Borreliose) nicht. Bei Kindern verläuft FSME in den allermeisten Fällen symptomlos oder mit geringer Befindlichkeitsstörung. Je älter, desto eher treten schwere Verläufe mit langfristigen Folgen auf (vor allem bei Erwachsenen: Kopfschmerz, Konzentrationsstörung, Krampfanfälle, Funktionsstörung der Nerven, Demenz, Tod). Zecken treten von April bis November auf.

FSME-IMPFUNG – UNSRE EMPFEHLUNG

Impfstoff: Der Totimpfstoff deckt die FSME vollständig ab.

Risiko-Gebiete: FSME tritt nur in Risikogebieten auf, die unter anderem große Teile Süddeutschlands, Teile Österreichs und auch andere europäische Länder umfassen. Die Übersicht für Deutschland wird beim RKI regelmäßig aktualisiert.

Altersempfehlung: Die Impfstoffe sind ab dem 1. Geburtstag zugelassen. Es braucht drei Impfungen für den Grundschutz.

Schutzwirkung: Die Schutzwirkung ist gut. Auffrischungsimpfungen alle 3 bis 5 Jahre.

Verträglichkeit: Die Impfstoffe der neuen Generation werden unproblematisch vertragen.

Zu beachten: Die FSME-Impfung schützt nicht vor Borreliose, der anderen wichtigen Erkrankung, die durch Zecken übertragen wird. Du solltest deshalb dein Kind nach Aufenthalt in Wald oder Wiese nach Zecken absuchen und diese entfernen.

Unsere Bewertung: In Risikogebieten ist die Impfung notwendig. Ein Beginn im 3. Lebensjahr ist aber vertretbar, da bis dahin FSME mild verläuft und andere Impfungen im Vordergrund stehen. Bei Erwachsenen eine äußerst wichtige Impfung.

Impfkalender der Standardimpfungen für Kinder nach STIKO ohne Corona/gültig für Deutschland

			Alter in Monaten									Alter in Jahren					
		6 Wochen	2	3	4	5–10	11	12	13–14	15	16–23	2–4	5–6	7–8	9–14	15–16	17
	Impfstoff/Untersuchungen		**U4**			**U5**					**U7**	**U7[1]/U8**	**U9**	**U10**	**U11/J1**		
	Rotaviren	G1[1]		G2	G3												
Sechsfach-Impfung / Fünffach-Impfung	Tetanus[2]		G1		G2		G3[3]						A1		A2		
Sechsfach-Impfung / Fünffach-Impfung	Diphtherie[2]		G1		G2		G3[3]						A1		A2		
Sechsfach-Impfung / Fünffach-Impfung	Pertussis (Keuchhusten)[2]		G1		G2		G3[3]						A1		A2		
Sechsfach-Impfung / Fünffach-Impfung	Hib – H. influenaze Typ B[2]		G1		G2		G3[3]										
Sechsfach-Impfung / Fünffach-Impfung	Poliomyelitis (Kinderlähmung)[2]		G1		G2		G3[3]								A1		
Sechsfach-Impfung	Hepatitis B[2]		G1		G2		G3[3]										
	Pneumokokken[2]		G1		G2		G3[3]										
	Meningokokken C							G1									
Dreifach-Impfung	Masern						G1			G2							
Dreifach-Impfung	Mumps, Röteln						G1			G2							
Vierfach-Impfung	Varizellen (Windpocken)[5]						G1			G2							
	HPV – Humane Papillomviren														G1[4]/ G2[4]		

G Grundimmunisierung
A Auffrischimpfung

1 Erst Impfstoffdosis bereits ab 6 Wochen, je nach verwendetem Imfpstoff zwei oder drei Dosen im Abstand von vier Wochen
2 Frühgeborene erhalten vier Impfstoffdosen, eine zusätzliche im Alter von 3 Monaten
3 Mindestabstand zur vorhergehenden Dosis: sechs Monate
4 zwei Dosen mit mindestens fünf Monaten Abstand; bei Nachholimpfung ab 15 Jahren oder Impfabstand kleiner fünf Wochen ist eine 3. Dosis erforderlich
5 MMR und V können am selben Termin oder in vierwöchigem Abstand gegeben werden

empfohlener Zeitpunkt

Nachholimpfzeitraum

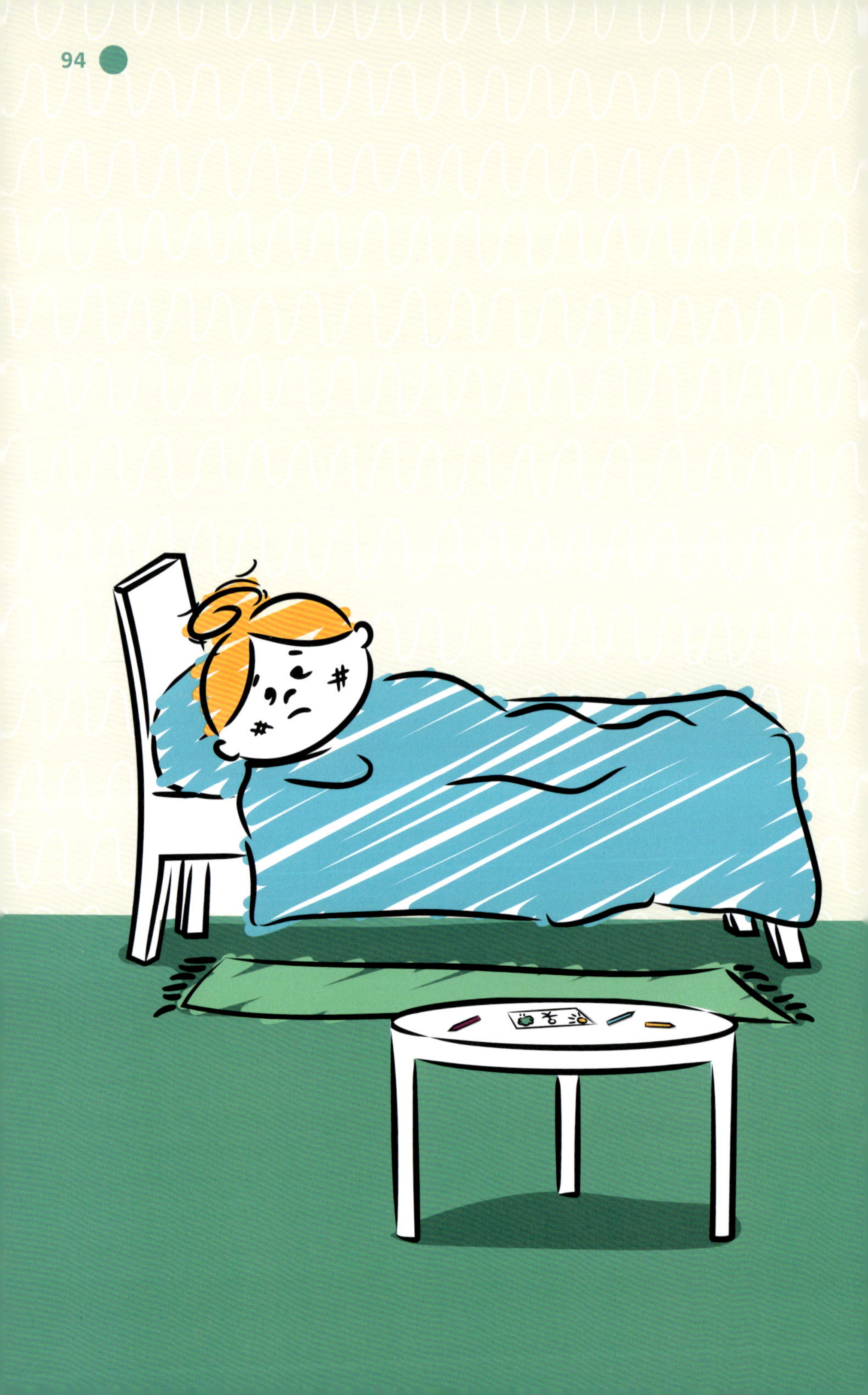

DAS KRANKE KIND

Wieso werden Kinder krank? Bei welchen Erkrankungen muss ich aufpassen? Wo kann ich entspannt abwarten? Was kann ich für mein Kind tun? Und was ist, wenn es nicht mehr nur ein Schnupfen ist? Wir helfen dir in diesem Kapitel, Krankheiten richtig einschätzen zu lernen, damit du sicherer im Umgang mit deinem kranken Kind wirst.

Dieses Kapitel enthält eine Menge Informationen. Wir beschäftigen uns im Alltag natürlich viel mit kranken Kindern. Ob akuter Schnupfen oder schwere Herzerkrankung – in unserem Team behandeln wir fast alles. Wir wissen, was Eltern fragen und stehen fast täglich Rede und Antwort. Deshalb wollten wir ein Buch schreiben, das dich in erster Linie gut berät und dir die Sorgen nimmt. Zum Glück werden ja nur wenige Kinder schwer krank. Der erste Schnupfen, aber auch die erste Magen-Darm-Grippe kann sich trotzdem schlimm anfühlen. Sein eigenes Kind fiebernd in den Seilen hängen zu sehen, ist für niemanden schön. Nach dem Lesen dieses Kapitels sollst du dich informiert, aber nicht verschreckt fühlen. Denn nochmal: Die meisten Kinder sind, abgesehen von gelegentlichen Infekten, für immer gesund!

INFEKTIONEN UND IMMUNABWEHR

Infektionen begleiten uns lebenslang. Aber im Kindesalter sind sie viel häufiger. In diesem Kapitel erfährst du, warum das so ist und wie diese Infekte das Immunsystem deines Kindes stärken. Du lernst auch, was Fieber bedeutet, wie du es lindern kannst und wann du zum Kinderarzt musst.

Infektionskrankheiten

Bei einer Infektion dringt ein Erreger in den Körper ein und macht ihn krank. Wichtig im Kindesalter sind dabei: Viren, Bakterien und Pilze. Man spricht von **unspezifischen Erkrankungen**, wenn viele unterschiedliche Viren oder Bakterien eine Erkrankung auslösen können, wie zum Beispiel einen Schnupfen. Bei **spezifischen Erkrankungen** ist genau ein Virus oder Bakterium verantwortlich. Beispielsweise werden Ringelröteln immer vom Parvovirus B19 ausgelöst.

Viruserkrankungen

Viren sind unsichtbare Bausätze aus Proteinen und genetischen Informationen. Sie sind nicht selbst lebensfähig und können sich nur in Körperzellen vermehren. Sie sind allgegenwärtig und dadurch für die allermeisten Infektionserkrankungen bei deinem Kind verantwortlich. Das Spektrum ist aber sehr groß: Auf der einen Seite harmlose

Erkältungen. Auf der anderen Seite bedrohliche Viruserkrankungen mit teils bleibenden Komplikationen. Es gibt keine Therapie, die die Viren abtöten könnte. Eine Virusinfektion heilt aus, indem das Immunsystem deines Kindes das Virus neutralisiert. Ein Antibiotikum ist nicht hilfreich – es sei denn, Bakterien nutzen die Schwäche seines Körpers durch eine Virusinfektion aus und machen sich zusätzlich breit, was nicht selten vorkommt.

Virusinfektionen verlaufen häufig schnell und heftig, aber dafür auf wenige Tage begrenzt. Dein Kind hat dann meist hohes Fieber, welches es matter macht als das Virus selbst. Chronische Formen gibt es nicht. In manchen Fällen bleibt das Virus aber trotz Ausheilen der Symptome im Körper zurück und kann sich im Laufe des Lebens auch wieder melden. Dies passiert am häufigsten bei Herpes in Form von Lippenherpes oder bei Windpocken durch eine Gürtelrose.

Häufige, durch Viren ausgelöste Erkrankungen bei Kindern

Unspezifische Infektionen (meist durch Viren)	**Spezifische Virusinfektionen**
• Schnupfen • Durchfall („Darmgrippe") • Mittelohrentzündung	• Windpocken • Masern • Mumps • Röteln • Ringelröteln • Poliomyelitis (Kinderlähmung) • Drei-Tages-Fieber • Pfeiffer'sches Drüsenfieber • Mundfäule und Hand-Fuß-Mund-Krankheit • Virus-Hepatitis • Influenza (echte Gripppe) • Frühsommer-Meningoenzephalitis (FSME) • Covid-19

WAS SIND KINDERKRANKHEITEN?

Die typischen Kinderkrankheiten werden durch Viren ausgelöst, die bereits nach dem ersten Kontakt eine vollständige Immunität des Körpers erzeugen. Das Kind muss diese Erkrankungen nur einmal im Leben durchmachen – oft allerdings mit schweren Symptomen. Zu den Kinderkrankheiten zählen Masern, Windpocken, Poliomyelitis (Kinderlähmung), Mumps oder Röteln. Die starke Reaktion des Immunsystems kann auch für guten Impfschutz genutzt werden.

Bakterielle Infektionen

Bakterien sind echte Zellen, größer als Viren und selbständig lebens- und fortpflanzungsfähig. Bakterielle Infektionen verlaufen häufig langsamer, aber dafür länger und dann mit höherem Risiko für Komplikationen oder bleibende Probleme. Sie nehmen auch häufiger einen chronischen Verlauf.

Bakterien können bereits lange in kleiner Zahl im Körper lauern und nutzen dann eine Lücke in den Abwehrmechanismen. Es sind nicht selten kleine Virusinfektionen, die den Bakterien dabei helfen, sich zu vermehren und den Körper krank zu machen. Bakterielle Infektionen hinterlassen keinen vollständigen oder gar lebenslangen Schutz. Auch Impfungen sind nicht genauso gut wirksam wie Impfungen gegen Virusinfektionen. Sie benötigen in der Regel eine oder mehrere Auffrischungen.

Auf der anderen Seite können bakterielle Infektionen dafür in der Regel gut behandelt werden: durch ein Antibiotikum. Mehr dazu erfährst du in unserer Medikamenten-Übersicht im dritten Teil dieses Buches (S. 210).

Häufige bakterielle Erkrankungen bei Kindern

Unspezifische Infektionen (meist durch Bakterien)	Spezifische bakterielle Infektionen
• Harnwegsinfektionen • Hautinfektionen • Wundinfektionen • Lymphbahnentzündung • Bakterielle Lymphknoten-infektion	• Scharlach • Bakterielle Lungenentzündung (Pneumokokken, Hämophilus) • Bakterielle Hirnhautentzündung (Pneumokokken, Meningokokken) • Sepsis (bakterielle Blutvergiftung) • Tuberkulose • Keuchhusten • Neugeboreneninfektionen

Pilzinfektionen

Infektionen durch Pilze kommen häufig als Haut- oder Schleimhaut-Pilzbefall vor, insbesondere bei Säuglingen, und insbesondere dort, wo der Pilz sich wohlfühlt – nämlich in feuchtwarmer Umgebung. Gerne also im Windelbereich. Dieser „Soor" ist nicht ungewöhnlich. Mit einer Anti-Pilzcreme kannst du ihn in der Regel problemlos behandeln. Gutes Auslüften und Trocknen des Windelbereichs, auch nach dem Baden, ist unabhängig von der Wickelmethode hilfreich zur Vorbeugung.

Andere, schwere Pilzinfektionen sind dagegen äußerst selten und treten fast ausschließlich bei Kindern mit schweren Vorerkrankungen auf, deren Immunabwehr herabgesetzt ist.

GUTES WOHNKLIMA VERHINDERT PILZE

Das Wohnklima sollte durch passendes Lüften und Heizen so gut sein, dass ein Pilz sich nicht an den Wänden oder in der Möblierung halten kann. Ein echtes Risiko für eine Pilzinfektion besteht allerdings bei normalem Immunsystem kaum.

Dagegen können Pilzsporen in der Innenraumluft für allergische Erkrankungen verantwortlich sein, vor allem, wenn die befallene Wandfläche einen halben Quadratmeter übersteigt. Dies gilt insbesondere für Asthma. Dann ist häufig eine Sanierung erforderlich oder sogar ein Umzug.

Das Immunsystem

Dein Kind kommt auf die Welt und hat bereits einen gewissen Immunschutz. Deshalb wird es nicht sofort krank, selbst wenn es angehustet wird. Neben der **„unspezifischen Abwehr“**, die einen Grundschutz bietet, versteht man unter Immunsystem die stärkere und genauere **„spezifische Abwehr“**, die sich erst durch den Kontakt mit jedem einzelnen Virus oder Keim aufbaut. Diese spezifische Abwehr hat dein Kind bereits ab der Geburt. Sie wurde aber noch nicht auf die abzuwehrenden Viren geeicht, denn sie hat noch keine Informationen über die abzuwehrenden Erreger. So wie ein nagelneuer Computer – voll funktionsfähig, aber noch ohne Einträge in den Dokumentenbibliotheken. Für zahlreiche Erreger hast du deinem Kind spezifische Abwehrkörper übertragen, die es gegen vieles schützen kann, wogegen du auch geschützt bist. Diese „Leih-Antikörper“ verlieren sich aber nach einigen Monaten wieder.

Dein Kind muss nun seine eigenen Bibliotheken für Erregermerkmale füllen. Und das geschieht, von Impfungen abgesehen, durch eigene Kontakte. Bei jedem Kontakt mit Viren oder Bakterien erfolgen

Einträge in die Bibliothek. So wächst das Wissen um die infektiösen Bedrohungen mit jedem Tag. Das Immunsystem greift dann auf die Bibliotheken zurück, um zu erkennen, ob ein erkanntes Objekt nun ein Angreifer ist, und diesen dann zu neutralisieren. Der Kontakt passiert andauernd und überall, wo dein Kind andere Menschen trifft: zu Hause, wenn ein älteres Geschwisterkind mit ihm spielt, auf der Straße, in der Bäckerei und besonders häufig beim engen Spiel mit anderen Kindern, besonders in der KiTa, wo die Kontaktdauer hoch ist und wo es gleichzeitig zu Kontakt mit vielen anderen Kindern kommt.

Kontakte und die Einträge in die Bibliothek können still bleiben oder zu mehr oder weniger starken Symptomen führen. Manchmal führt bereits ein Kontakt mit einem Virustyp zu lebenslangem Schutz (wie bei den Kinderkrankheiten), manchmal bleibt der Schutz nur kurzzeitig oder wird gar nicht aufgebaut (wie bei Durchfallerkrankungen durch Noroviren, die dein Kind immer wieder bekommen kann). Manchmal betrifft der lebenslange Schutz nur einen einzigen Vertreter einer Virusfamilie, manchmal ist man nach wenigen Kontakten für eine ganze große Virusfamilie immun (z. B. ist dein Kind nach etwa drei unabhängigen Kontakten für die gesamte Rotavirus-Familie geschützt). Bei vielen harmloseren Viren führt ein Kontakt nicht zu einem lebenslangen Schutz. Der Schutz braucht dann immer wieder Erinnerung, weil die Bibliothek zu einem Virus keine starken Daten speichert oder weil sich ein Virus verändert hat. Kommt es zu sehr großen Veränderungen, kann sogar ein völlig neues Virus entstehen, das dann im schlimmsten Fall weltweit auf eine ungeschützte Population trifft, wie dies bei der Covid-19-Pandemie der Fall war oder bei manchen Influenza-Wellen.

Wenn dein Kind nun in die KiTa kommt, hat es auf einen Schlag Kontakt mit einer großen und völlig neuen Auswahl an Viren. Eben mit all denen, die die KiTa-Kollegen und -Kolleginnen aus ihren Familien mitbringen. Das ist eine große Chance, das Immunsystem zu trainieren, indem die Bibliothek mit Virusinformationen gefüllt wird, sodass der Mensch später bei Kontakten gesund bleibt. Es ist allerdings auch häufig die Zeit, in der dein Kind Symptome zeigen wird. Es sind die typischen Symptome genau dieser Viruserkrankung, also zum Beispiel Husten und Schnupfen bei Erkältungsviren oder Durchfall und Erbrechen bei Magen-Darm-Viren. Außerdem kommt es zu Symptomen, die anzeigen, dass das Immunsystem deines Kindes arbeitet – Fieber und Abgeschlagenheit.

Dies ist nicht vermeidbar und eigentlich sogar erwünscht. Unterdrückst du die Kontakte nämlich, um dein Kind vermeintlich gesund zu erhalten, fehlt ihm in den folgenden Jahren der Schutz, weil die Bibliothek nicht gefüllt wurde. Bei Keimkontakt holt dein Kind die Infektion dann unweigerlich in höherem Alter nach, was meist deutlich schwerer verläuft. Dies war etwa nach den Lockdown-Phasen in der Covid-19-Pandemie zu sehen, als die Kinder nach Wiederöffnung gegen viele Viren stark reagierten, und das mitten im Sommer.

Eine Faustregel lautet: **Bis zu zehn fieberhafte Virusreaktionen pro Jahr sind für ein KiTa-Kind normal**. Aber auch das kann variieren. Erstens reagiert nicht jedes Kind gleich stark. Und zweitens ist die merkbare Fieberreaktion ja nur die Spitze des Eisbergs. Es kommt ja zu weit mehr als zehn Viruskontakten pro Jahr. Warum manche der Viruskontakte zu Krankheitszeichen führen und andere still Abwehr aufbauen („stille Feiung“), lässt sich nur selten erklären.

Dass dein Kind oft oder mit hohem Fieber reagiert, ist allein kein Grund zur Besorgnis und vor allem kein Hinweis auf einen Immundefekt. Dieser zeigt sich vor allem dadurch, dass ein Kind immer wieder ungewöhnliche Infektionen hat, vor allem bakterielle, und dass es chronische Infektionen und Eiterherde nicht loswird. Hier ist ärztliche Beurteilung nötig. Was sonst zum Arzt/zur Ärztin führen sollte, siehst du in der Box am Ende des Kapitels. (S. 106)

Fieber

Man spricht von Fieber, wenn die Körpertemperatur 38,5 °C übersteigt – gemessen im Po oder bei größeren Kindern unter der Zunge. Heute werden nur noch die ungefährlichen elektronischen Fieberthermometer verwendet. Du kannst zur Orientierung auch an der Außenseite des Körpers (Stirn, in der Achselhöhle) oder im Gehörgang (Ohrthermometer) messen, was aber nicht dieselbe Genauigkeit hat.

Fieber zeigt ganz generell eine Entzündungsreaktion im Körper an. Eine Entzündung ist im Kindesalter am häufigsten durch Infektionen verursacht, kann aber selten auch durch andere Entzündungsprozesse durch das eigene Immunsystem ausgelöst sein.

URSACHEN FÜR FIEBER

Sehr häufig stecken Infektionen (v. a. Viren, Bakterien) hinter Fieber. Selten können es auch Autoimmunerkrankungen (Kawasaki-Syndrom, selten andere), periodisch wiederkehrendes Fieber ohne erkennbare Ursache oder Durstfieber sein.

Was ist Fieber (im Po oder Ohr gemessen)

Normale Körpertemperatur	36,5–37,5° C
Erhöhte Temperatur	37,6–38,4° C
Fieber	ab 38,5° C

Manche Kinder fiebern stärker als andere. Das ist eine individuelle Eigenschaft. Sie sagt aber nichts über die Qualität des Immunsystems aus. Neugeborene und Säuglinge in den ersten Monaten fiebern selten hoch. Sie können sogar eine bedrohliche Infektion haben, ohne überhaupt zu fiebern.

Wieso ist das Fieber vor allem am Abend hoch? Diese Frage bekommen wir oft von Eltern gestellt. Unsere Körpertemperatur unterliegt tageszeitlichen Schwankungen. Am Abend haben wir alle per se eine höhere Temperatur. Hat dein Kind Fieber, kommt diese Temperaturerhöhung dazu. Aber keine Sorge. Das „Temperaturhoch" ist bei den meisten Menschen gegen 18 Uhr. Danach fällt die Temperatur in der Nacht bis 4 Uhr kontinuierlich ab.

FIEBER BEHANDELN

Du kannst Fieber durch Medikamente (Ibuprofen oder Paracetamol → Notfälle → Fieberhafter Infekt) oder Kühlen (Wadenwickel, wenn die Waden heiß sind, oder kalten Waschlappen/Stirnpatches) senken. Es kann aber selbst ohne Behandlung über 24 Stunden schwanken. Von Narkosen abgesehen gibt es keine „Überfieberung" und somit auch keine zu hohe Temperatur. Allerdings kann Fieber das Kind matt machen und anstrengen. Die Atmung und der Herzschlag gehen schneller, manchmal stöhnt das Kind sogar, um mit der verzögerten Abatmung auch mehr Temperatur loszuwerden. Außerdem verdunstet dein Kind bei Fieber mehr Flüssigkeit. Du musst das Fieber nicht zwingend senken. Aber du darfst es lindern, wenn dein Kind sehr mitgenommen ist. Außerdem kannst du so testen, ob es „nur" das Zeichen einer Immunreaktion ist. Du wirst dann sehen, dass dein Kind in den fieberfreien Stunden fast völlig unbeeinträchtigt spielt, bis das Fieber wieder ansteigt und es wieder matt und müde macht. Manchmal mag das Fieber auch gar nicht abfallen. Aber auch das kann noch eine normale Immunreaktion sein.

Fiebern Kinder sehr lange und sehr hoch, brauchen sie in jedem Fall mehr Flüssigkeit. Trinken sollte dein Kind deshalb dann besonders gut (auch wenn der Appetit sicher für einige Tage reduziert ist). Als Faustregel gilt: **Biete deinem Kind bei Fieber über 24 Stunden ver-**

teilt 100 ml Wasser oder ungezuckerten Tee je Kilogramm Körpergewicht an, wenn es also 12 Kilo wiegt 1,2 Liter. Bei Durchfall, in heißer Umgebung oder bei sehr starkem Schwitzen kann der Bedarf noch weit höher sein. Häufig ist eine Immunreaktion mit Fieber für Stunden oder Tage von einem schwachen Hautausschlag begleitet, auch wenn es sich nicht um Masern oder eine andere Kinderkrankheit handelt. Dieser klingt unproblematisch ab. Nur sehr selten kann ein Hautausschlag bedenklich sein. Sehr bedenklich sind Hautblutungen (die auch nur millimetergroß sein können), die immer eine sofortige Vorstellung in der nächsten Kinderklinik nötig machen. Hier müssen schwere Erkrankungen wie eine Meningokokkensepsis ausgeschlossen werden.

SCHÜTTELFROST UND FIEBERKRAMPF

Fieberreaktionen sind häufig. Vor allem **Schüttelfrost** beim Auffiebern und starkes **Schwitzen** beim Abfiebern, auch nach Medikamenten, sind normale Begleitumstände bei Fieberphasen.

Davon zu unterscheiden ist der **Fieberkrampf**, der bei 10 % der Kinder im Alter von 6 Monaten bis 6 Jahren auftritt. (→ Notfälle → Krampfanfälle) Als Überreaktion des Gehirns durch den starken Temperaturanstieg kommt es zu einem Krampfanfall wie bei Epilepsie. Wenn es nicht der Beginn einer genetisch veranlagten Epilepsie ist und wenn eine Infektion des Gehirns ausgeschlossen werden kann, ist die Prognose sehr gut. Auch wenn das Geschehen die Eltern natürlich wahnsinnig erschreckt, weil das Kind wie bewusstlos wirkt. Oft passiert ein Fieberkrampf im ersten Anstieg des Fiebers bei bislang unauffälligem Kind. Du hättest es also gar nicht vorhersehen können. **Dich trifft keine Schuld**. Die sicherste Variante ist immer, sofort den Notruf zu wählen, vor allem, wenn du das bei deinem Kind noch nicht kennst. Bei Kindern, die zu Fieberkrämpfen neigen, wird ein Notfallmedikament verordnet. Dies kann, wenn es nochmal passieren sollte, den Krampf durchbrechen.

Früher hat man gedacht, dass es den Krampf verhindern kann, wenn man hohes Fieber senkt. Heute weiß man, dass das häufig nichts bringt. Die Kinder krampfen ja meistens beim ersten Fieberanstieg. Den kann ein Kinderarzt/eine Kinderärztin nicht vorhersehen.

Hinter einer Fieberreaktion kann in seltenen Fällen auch eine ernsthafte Erkrankung stecken, die eine umgehende kinderärztliche Behandlung benötigt. Beispiele sind äußerst seltene Fälle von Hirnhautentzündung, Herzmuskelentzündung, Lungenentzündung, aber auch das Risiko der Austrocknung in Kombination mit Durchfall. Deshalb gilt:

DANN BRAUCHST DU ÄRZTLICHE HILFE

- Bei einem Fieberkrampf → Notruf wählen!
- Bei Atemnot trotz Fiebersenkung → sofort, ggf. Notruf wählen
- Dein Kind ist ungewöhnlich schläfrig → sofort
- Bei Hautblutungen, die du mit einem Glas nicht wegdrücken kannst → sofort
- Dein Kind bleibt trotz Abfieberung matt → innerhalb von 3 Stunden
- Dein Kind trinkt nicht mehr gut oder erbricht fortgesetzt → innerhalb von 3 Stunden
- Bei übelriechendem Urin → Urincheck am selben Tag
- Bei häufigen Hauteiterungen → Plantermin
- Bei Symptomen nach Auslandsaufenthalt in südlichen Gegenden → abhängig vom Verlauf

Wenn das Immunsystem überreagiert

Das Immunsystem ist eigentlich zur Abwehr von bedrohlichen Eindringlingen und zum Abbau von fehlerhaften Zellen gedacht. Es kann aber auch vorkommen, dass es stark reagiert, aber gegen das falsche Ziel, nämlich gegen Strukturen des eigenen Körpers. Häufig gehen dabei Infektionen voraus, in deren Folge die Abwehrreaktion beginnt. Diese Reaktion führt zu einer Schädigung des eigenen Körpers. Das passiert im Kindesalter aufgrund des noch sehr agilen Immunsystems häufiger als bei Erwachsenen. Meist verläuft dies harmlos durch eine Hautreaktion, also einen Ausschlag oder Ähnliches.

Andere Organe, die betroffen sein können, sind Nieren, Gelenke, Augen oder das Herz sowie die Bauch- oder Brusthöhle.

Schwerer verlaufende Erkrankungen findest du in der folgenden Tabelle. Alle sind sehr selten und fast immer gut behandelbar. Oft erscheinen die Erkrankungen wie Infektionen, die Kinder fühlen sich krank. Es müssen nicht immer alle Zeichen sichtbar sein. Bei Verdacht musst du deshalb immer zügig in ärztliche Behandlung.

Erkrankungen mit Überempfindlichkeit des Immunsystems

Name	Welche Strukturen werden angegriffen	Symptome
Purpura Schönlein-Henoch	Gefäße in Haut, Niere, Gehirn und Darm	Hautblutungen, Nierenstörung, Bluthochdruck, Kopfschmerz, Bauchschmerz
Kawasaki-Syndrom	Herzkranzgefäße, Augen, Haut	Fieber länger als 4 Tage, Hautausschlag, Augenentzündung, schälende Fingerhaut
PIMS (Pädiatrisches Inflammatorisches Multiorgan-Syndrom)	Herzkranzgefäße, Haut, andere Organe	Einige Wochen nach Covid-19: Erbrechen und Durchfall, Fieber, Hautausschlag
Nierenentzündung nach Streptokokken, ggf. auch nach anderen Erregern	Niere	Nach Streptokokken-Infektion: Wassereinlagerung, Bluthochdruck, Eiweiß im Urin
ITP (Immunthrombozytopenie)	Blutplättchen, Haut	Hautblutungen

KOPF

In unseren Köpfen spielt sich eine Menge ab. Dies kann sogar bei den Kleinen zu Kopfschmerzen führen. Du erfährst in diesem Kapitel, was du dagegen tun kannst und wann sie entstehen. Viele Eltern fragen sich auch, ob ihre kleinen Kinder gut hören und sehen können. Deshalb widmen wir uns den Augen und Ohren. Und wir haben Tipps, wenn's beim Zahnen ungemütlich wird.

Kopfschmerzen

Immer mehr und immer jüngere Kinder leiden an Kopfschmerzen. Ist der Kopfschmerz die einzige Erkrankung, dann hat dein Kind einen **primären Kopfschmerz**. Daran sind am häufigsten Umwelteinflüsse schuld. Zu viel Lärm, zu wenig frische Luft und extreme Hitze sind häufige Gründe für Kopfweh. Auch ein Flüssigkeitsmangel kann sich mit Kopfschmerzen bemerkbar machen. Stress, Ängste und Schlafmangel können bei Kindern auch Ursache der Beschwerden sein. Das Gute ist, dass man hier recht einfach helfen kann. Diese Kopfschmerzen sind in der Regel harmlos und verschwinden meist in wenigen Stunden.

Vorsichtig solltest du nur sein, wenn dein Kind schon im Kleinkindalter immer wieder und über Wochen über Kopfschmerzen klagt. In diesem Fall muss man eine Erkrankung als Ursache ausschließen. Sprich darüber mit deinem Kinderarzt/deiner Kinderärztin.

SCHNELLE HILFE BEI KOPFSCHMERZEN

Versuche, deinem Kind ein ruhiges Plätzchen zu schaffen. Hier kann es sich ausruhen oder sogar schlafen. Ein kalter Lappen auf der Stirn wirkt meistens gut. Bei manchen Kindern helfen eine kleine Kopfmassage im Schläfenbereich oder ein paar Streicheleinheiten. Dann sollte dein Kind ausreichend trinken und vielleicht auch noch etwas essen. Hilft das nicht, kannst du auch einen Spaziergang mit ihm an der frischen Luft machen. Etwas frischer Wind um die Nase und die Kopfschmerzen sind schnell vergessen.

Von einem **sekundären Kopfschmerz** spricht man, wenn die Kopfschmerzen durch eine andere Erkrankung entstehen, zum Beispiel eine Grippe. Ist die Grippe überstanden, sind die Kopfschmerzen weg. Auch hier sind die meisten Erkrankungen harmlos und gut zu behandeln. Nur ganz selten können ernste Erkrankungen, wie eine Hirnhautentzündung, dahinterstecken.

HIRNHAUTENTZÜNDUNG

Eine Hirnhautentzündung kann durch viele Erreger ausgelöst werden. Zum Glück ist sie sehr selten. Man muss sie schnell behandeln, damit nichts Schlimmeres passiert. Deshalb sollte man sie erkennen können. Die Kinder haben neben Fieber und Kopfschmerzen vor allem einen **steifen Nacken**. Das Kind kann zum Beispiel nicht mehr im Sitzen das Knie küssen oder das Kinn auf die Brust legen. Kleine Babys sind häufig sehr berührungsempfindlich und reagieren schon auf kleinste Reize (Berührungen) mit heftigem Geschrei oder Unruhe. Andere sind sehr schlaff und trinken nicht mehr. Sollte dein Kind solche Symptome zeigen, stell es sofort einem Kinderarzt/einer Kinderärztin vor.

Schnell reagieren solltest du, wenn Kopfschmerzen in Kombination mit anderen Auffälligkeiten **nach einem harten Stoß gegen den Kopf oder Sturz** auftreten. Hier kann eine schwere Gehirnerschütterung oder eine Blutung im Kopf vorliegen.

DANN BRAUCHST DU ÄRZTLICHE HILFE

- Kopfschmerzen mit Fiebern und Nackenschmerzen oder Licht- und Geräuschempfindlichkeit → sofort
- Bei starken Kopfschmerzen, die sich zunehmend verschlimmern → sofort, ggf. Notruf wählen
- Kopfschmerzen vor allem in Kombination mit Sehstörungen, Schwindel oder Erbrechen nach Sturz auf oder Stoß gegen den Kopf → sofort, ggf. Notruf wählen
- Dein Kind klagt über drei Monate hinweg immer wieder über Kopfschmerzen. → Plantermin

Hören und Hörstörungen

Bereits in der Schwangerschaft ist das Gehör komplett gebildet worden und dein Kind hat dich im Bauch schon gehört. Trotzdem kann es noch nicht so hören wie du. Sein kleines Gehirn hat noch nicht gelernt, die Hörgeräusche zu deuten, und sein Hörvermögen ist noch nicht geschärft. Dies ist ein sehr komplizierter Lernvorgang, der lange braucht. So ist die komplette Hörfähigkeit erst mit 5–6 Jahren fertig ausgereift. Trotzdem können Kinder meist erst ab dem 8. Lebensjahr das Gehörte nutzen, um zum Beispiel Gefahren im Straßenverkehr zu erkennen.

Da das Gehör entscheidend für die weitere Entwicklung deines Kindes ist, ist in Deutschland ein Hörtest im Neugeborenenalter eingeführt worden. **Angeborene Hörstörungen** sollen so erkannt werden. Der **Neugeborenen-Hörtest** ist eine schnelle und ungefährliche Untersuchung. Sie läuft komplett schmerzfrei ab. Über ein kleines Mikrofon wird ein Ton ans Trommelfell geleitet und dann wird gemessen, ob der Ton entweder vom Gehör oder vom Gehirn verarbeitet wird. Dies ist abhängig von der Untersuchungsmethode. Da der Test nur wenige Tage nach der Geburt durchgeführt wird, kann es manchmal sein, dass etwas Fruchtwasser oder Käseschmiere im Gehörgang den Test beeinflussen. Das heißt noch nicht, dass dein Kind eine Hörstörung hat. Es wird zeitnah kontrolliert. Bitte bade dein Kind mindestens einen Tag vor der Untersuchung nicht. Sonst stört das Badewasser im Ohr. Bis zum 3. Lebensmonat sollte aber spätestens geklärt werden, ob eine Hörstörung vorliegt. Denn die frühe Behandlung einer Schwerhörigkeit ist wichtig, damit sich das Ohr und die Sprache „normal" weiterentwickeln können. Auch du kannst deinen Teil dazu beitragen, eventuelle Hörstörungen frühzeitig zu erkennen. Beobachte dein Kind genau und höre zu.

GEHÖR UND SPRACHE

Gutes Hören ist wichtig für das Gehör. Denn das Ohr braucht Hörreize, damit es das Hörvermögen verbessern kann. Wird eine Schwerhörigkeit nicht gleich behandelt, kann sich das Gehör nicht mehr weiter entwickeln. Dann leidet auch die Sprache. Denn ein Kind spricht nur so gut, wie es auch hört.

Kleiner Hörtest für zu Hause

Alter des Kindes	Was kannst du tun?	Reaktion und Verhalten des Kindes
nach der Geburt	laut in die Hände klatschen	erschrickt bei lauten Geräuschen
3–5 Wochen	mit ca. 20 cm Abstand mit etwas Papier am Ohr rascheln oder mit dem Finger schnippen	• lauscht dem Geräusch • reagiert auf Zuspruch • sucht mit den Augen nach der Quelle für vertraute Geräusche • gibt gelegentlich Laute von sich
2–3 Monate	mit einer Rassel z. B. links hinter dem Rücken des Kindes rasseln	• dreht den Kopf zur Rassel • „spricht" in seiner Sprache mit dir
5–6 Monate	an der Tür klingeln	• reagiert auf entfernte Geräusche • zeigt bei unbekannten Geräuschen Unruhe/Angst • plappert mehrere Laute

Je früher ein Kind mit den richtigen Hörgeräten versorgt wird, desto besser. Auch wenn die Schwerhörigkeit sehr schlimm ist oder das Kind taub ist, kann mit implantierten Hörgeräten (Cochleaimplantate) geholfen werden. Neben all den Geräten ist aber vor allem wichtig, dass dein Kind viel angesprochen wird. Das braucht das Ohr, damit es lernen kann. Hier kannst du mithelfen. Wenn ein Kind nur sehr wenig hören kann oder taub ist, ist das immer ein Schock für die Eltern. Doch auch diese Kinder „äußern“ sich. Sie machen früh durch Bewegungen auf sich aufmerksam und teilen auch so ihre Bedürfnisse mit. Diese Gesten musst du verstehen lernen. Den anderen Eltern geht es nicht anders. Sie müssen die Laute ihres Kindes verstehen lernen. Dass du am Anfang ratlos bist, ist normal. Aber du wirst dein Kind zunehmend besser verstehen, ob es sich nun durch Laute oder durch

Gesten verständigt. Kurse in Gebärdensprache werden übrigens mittlerweile an vielen Volkshochschulen angeboten.

Doch nicht nur angeborene Hörstörungen können das Gehör verschlechtern. **Lautes Spielzeug** (Trillerpfeifen, Knallfrösche, Kopfhörer) oder auch **Krankheiten** wie häufige Mittelohrentzündungen oder „Polypen" können das Gehör dauerhaft schädigen. Hat dein Kind immer wieder Mittelohrentzündungen und bildet sich dann noch immer wieder Flüssigkeit hinter dem Trommelfell, wird ein Hörtest nötig. Die Flüssigkeit kann als eine Art „Schalldämpfer" das Hören stören. Sollte sich im Hörtest ein Problem zeigen, muss vielleicht ein kleines Röhrchen ins Trommelfell eingelegt werden. Die Flüssigkeit kann abfließen und das Hören ist wieder besser möglich.

WAS SIND „POLYPEN"?

Unter „Polypen" versteht man bei Kindern eine vergrößerte Rachenmandel. Die Rachenmandel befindet sich zwischen Nase und Mundraum. Ist diese vergrößert, bildet sie häufig wulstige Knoten, die die Nasenatmung stören können – dein Kind schnarcht nachts und hat häufig Schnupfen. Polypen können aber auch die Belüftung der Ohren stören, da sie den Luftkanal verschließen. So können Entzündungen und Flüssigkeiten im Ohr nicht mehr gut heilen. Ist die Rachenmandel zu groß und macht deinem Kind Probleme, kann diese in einem kleinen Eingriff verkleinert werden.

Sehen und Sehstörungen

Aus dem Kapitel Entwicklung weißt du vielleicht noch, dass sich das Sehen besonders im ersten Lebensjahr entwickelt. Unterscheidet dein Baby als Neugeborenes vor allem hell und dunkel, hat es mit circa einem Jahr fast die Hälfte deiner Sehkraft. Dein Kind lernt im

1. Lebensjahr also zunehmend seine Welt kennen. Mit 3–4 Monaten verschmelzen die Bilder beider Augen zu einem Bild. Mit 7–8 Monaten wird dein Kind versuchen, Gegenstände, die weiter entfernt sind, zu erreichen. Falls dein Kind ein **höheres Risiko für Augenprobleme** hat, sollte der erste Augenarzttermin schon mit **6–9 Monaten** erfolgen. Als Risikofaktor zählt, wenn dein Kind als Frühgeborenes zur Welt gekommen ist, nach der Geburt lange im Krankenhaus mit Sauerstoff behandelt werden musste, ihr eine vererbbare Augenerkrankung in der Familie habt oder aber Schielen oder andere Probleme bei dir oder den Geschwistern bestehen. Sollte kein höheres Risiko oder andere Probleme vorliegen, reicht eine Untersuchung mit 2–3 Jahren.

DANN BRAUCHST DU AUGENÄRZTLICHE HILFE FÜR DEIN BABY

- Bei stark geröteten Augen, denn Augenentzündungen müssen schnell behandelt werden. → sofort
- Dein Baby schielt mit 6 Monaten noch oft. → Plantermin
- Dein Babyguckt immer mit schräg gehaltenem Kopf. → Plantermin
- Dein Baby blinzelt häufig und kneift beim Gucken die Augen zusammen. → Plantermin

Mittlerweile ist ein Sehtest auch in den Vorsorgen möglich. Mit 6 Monaten kann ein sogenanntes „Amblyopiescreening“ erfolgen. Mit dieser schnellen und schmerzlosen Untersuchung können sogar in diesem Alter schon Hornhautverkrümmung, Schielen und Sehstörungen ausgeschlossen werden. Einige gesetzliche und viele private Krankenversicherungen übernehmen die Kosten bereits.

Auch bei den Sehstörungen ist ein schnelles Erkennen wichtig. Findet man zum Beispiel bis zum 3. Lebensjahr heraus, dass dein Kind ein Sehproblem hat, kann man dieses oft gut behandeln. Manchmal reicht es schon, wenige Stunden am Tag eine Brille zu tragen oder das gesunde Auge abzukleben, damit das andere Auge im Sehen aufholen kann.

DANN BRAUCHST DU AUGENÄRZTLICHE HILFE FÜR DEIN KINDERGARTENKIND (PLANTERMINE)

- Dein Kind stolpert auffällig oft.
- Dein Kind hält sich Bücher immer sehr nah an die Augen, um etwas zu erkennen.
- Dein Kind fällt in der Dämmerung häufiger hin oder läuft unsicher.
- Dein Kind reibt sich immer wieder die Augen.

Bindehautentzündung

Eine Bindehautentzündung erkennst du daran, dass das Auge rot wird. Wenn du das untere Augenlid des Kindes etwas nach unten ziehst, siehst du das am besten. Manchmal bildet sich ein weiß-gelber Belag am Auge und es verklebt. Dies passiert gerne im Schlaf und die Kinder sehen am Morgen manchmal ganz schön gruselig aus. Die Bindehautentzündung ist trotzdem **meistens harmlos**. Da sie jedoch Brennen und Jucken verursacht, ist sie sehr lästig. Die Kleinen reiben sich die Augen, die dadurch nur noch mehr gereizt werden. Wenn dann auch noch Viren oder Bakterien für die Bindehautentzündung verantwortlich sind, kann die Entzündung durch das Reiben auch noch auf das andere Auge überspringen.

URSACHEN FÜR EINE BINDEHAUTENTZÜNDUNG

Viele Wettereinflüsse können das Auge reizen. So können Zugluft, Kälte, aber auch sehr grelles Sonnenlicht eine Bindehautentzündung auslösen. Viren und Bakterien, aber auch Allergien können hinter den geröteten Augen stecken. Bei Neugeborenen ist oft auch ein enger Tränenkanal dafür verantwortlich.

Ist das Auge anhaltend schmierig verklebt oder schwillt an, ist ein Besuch in der Kinderarztpraxis nötig. Das Auge muss mit Antibiotikum behandelt werden, damit keine Schäden zurückbleiben. Nach 2–3 Tagen Behandlung sollte es den Augen besser gehen. Falls nicht, musst du nochmal zum Arzt/zur Ärztin.

SCHNELLE HILFE BEI BINDEHAUTENTZÜNDUNG

Gegen den fiesen Juckreiz und das Brennen kann ein kalter/nasser Waschlappen helfen. Verklebte Augen kannst du mit abgekochtem Wasser säubern. Immer das Auge von der Außenseite zur Nase auswischen. So wie auch die Tränenflüssigkeit fließt. Euphrasia Augentropfen können bei häufigen Bindehautreizungen zusätzlich helfen.

Tritt eine Bindehautentzündung ohne sonstige Erkältungszeichen relativ plötzlich auf, so besteht der Verdacht auf eine Bindehautentzündung, die durch bestimmte Viren (Adenoviren) verursacht wird. Diese Form der Bindehautentzündung ist besonders ansteckend. Virusentzündungen kann man nicht mit Medikamenten behandeln. Sie dauern meist einige Tage, nur selten bis zu zehn Tage. So lange sind die Kinder dann leider auch ansteckend. Ein KiTa oder Kindergartenbesuch ist erst wieder möglich, wenn die Augen nicht mehr rot sind.

DANN BRAUCHST DU ÄRZTLICHE HILFE

- Das Auge ist stark geschwollen. → sofort
- Augenbewegungen verursachen Schmerzen. → sofort
- Nach 1–2 Tagen Augenpflege ist keine Verbesserung sichtbar. → Plantermin

Zahnen

Mit circa 6–8 Monaten beginnt der Durchbruch der ersten Milchzähne. Zu Beginn kommen die Frontzähne durch. Mit 3 Jahren sind dann meist alle 20 Milchzähne da. Nur sehr selten werden Kinder schon mit dem ersten Zahn geboren – der Volksmund nennt ihn „Hexenzahn". Manche Kinder bekommen die Zähne alle einzeln, bei anderen kommen sie in Grüppchen. Mit Durchbruch des ersten Zahns können die Nächte schnell ungemütlich werden. Der Zahn schiebt sich dabei durch das Zahnfleisch nach draußen. Zahnfleischreiben, starkes Speicheln, Hautausschlag im Gesicht und ein wunder Po können die Folge sein. Mach dir aber klar, dein Kind wird davon nicht krank.

Milchgebiss des Babys		
In dieser Reihenfolge brechen die Zähne in der Regel (!) durch.		
	Oberkiefer	**Unterkiefer**
1. mittlere Schneidezähne	8.–10. Monat	6.–8. Monat
2. seitliche Schneidezähne	9.–12. Monat	10.–14. Monat
3. Eckzähne	16.–23. Monat	16.–23. Monat
4. erste Backenzähne	12.–16. Monat	12.–16. Monat
5. zweite Backenzähne	25.–33. Monat	20.–31. Monat

Und auch, wenn es schwerfällt: Entspannung ist angesagt! Denn die überträgt sich auf dein Kind. Vielen Kindern merkt man den Zahndurchbruch gar nicht an. Bei manchen scheint jeder Zahn eine Qual zu sein. Du kannst hier viel tun. Sei für dein Kind da und tröste es!

SCHNELLE HILFE BEIM ZAHNEN

Wenn dein Kind auf allem rumkauen will, gib ihm einen gekühlten Beißring oder einen nassen, kühlen Waschlappen. Auch kalte Speisen oder kühlende Gels können helfen. Möchtest du deinem Kind aber eine harte Möhre zum Kauen geben, musst du dabeibleiben. Hier droht Verschluckungsgefahr. Manche Kinder mögen es auch, wenn du das Zahnfleisch mit deinem Finger sanft massierst.

Zum Zahnen gehört übrigens kein Fieber. Temperaturen über 38,9 °C kommen sicher nicht von den Zähnen. Hier hat dein Kind sich einen Infekt eingehandelt. Auch sind Erbrechen, ein Hautausschlag am Körper oder ein quälender Husten nicht durch einen Zahndurchbruch zu erklären. Dies solltest du bei deinem Kinderarzt abklären lassen.

Mehr zu den Zähnen findest du unter → Zahnpflege und Vitamine.

ATEMWEGE

In diesem Kapitel erfährst du vor allem, welche Erkrankungen der Atemwege riskant sind. Außerdem erklären wir dir, warum Husten zwar nervt, aber medizinisch nur selten beängstigend ist. Und du lernst, was du dennoch dagegen tun kannst.

Atemwegsstörungen

Die unterbrechungsfreie Funktion von Lunge und Atmung ist für dein Kind lebensnotwendig. Deshalb erschrecken uns Atemstörungen so heftig. Die allermeisten sind aber unproblematisch und gut behandelbar.

In den ersten Lebensmonaten können Atemstörungen auch bei angeborenen Fehlbildungen auftreten. Sie benötigen in diesem Alter immer ärztliche Abklärung.

Ansonsten ist eine Atemstörung am häufigsten auf Infektionen zurückzuführen. Beeinträchtigt können alle Abschnitte der Luftwege sein – von der Nase über Kehlkopf, Luftröhre, Bronchien bis zur Lunge.

ATEMLUFT UND RAUCHEN

Die Qualität der Atemluft ist umso wichtiger, je kleiner und empfindlicher die Bronchien sind. Denn da kann jeder Reiz zu einer Verengung und zu Symptomen führen.

Die häufigste Luftverschmutzung ist das Tabakrauchen in der Umgebung. Dies geht leider sehr häufig mit einer chronischen Symptomatik der Atemwege der Kinder einher, selbst, wenn nicht im Beisein des Kindes geraucht wird. Schadstoffe werden noch lange abgeatmet. Zum Glück ist Raucherentwöhnung heute gut möglich, sodass wir an dieser Stelle nochmals alle rauchenden Eltern bitten, einen Beratungstermin dafür wahrzunehmen – zum Wohle des Kindes.

Nase

Je kleiner die Nase, desto eher kommt es schon bei Schnupfen zu einer Beeinträchtigung der Atmung. Dies ist nicht gefährlich, ärgert dein Kind aber. Es schläft schlecht und tut sich schwer beim Trinken.

Erstmaßnahmen sind immer die **Befeuchtung der Luft** durch nasse Handtücher und der Nasenschleimhaut durch **Nasentropfen aus physiologischer Kochsalzlösung** (0,9 %). Diese dienen auch der Auflockerung des Schleims, sind ungefährlich und können fast unbegrenzt oft angewendet werden. Reicht das nicht aus, können deinem Kind **abschwellende Nasentropfen** helfen – über wenige Tage und vor allem Nächte und in möglichst niedriger Konzentration ist die Anwendung unproblematisch. Nasensauger können nicht uneingeschränkt empfohlen werden, da aggressives Saugen die Schleimhaut reizen kann.

ÄTHERISCHE ÖLE

Ätherische Öle werden häufig bei Erkältung empfohlen. Sie werden aus Pflanzen gewonnen und verdunsten. Über die Atemluft gelangen sie so in die Atemwege. Für einige der Öle ist eine günstige Wirkung nachgewiesen. Dazu gehören Eukalyptus (desinfizierende Wirkung) und Lavendel (beruhigend, schlaffördernd).

Allerdings solltest du bei der Behandlung die Details beachten: welche Inhalationstechnik, welche Dosierung? Bei vorsichtiger Dosierung kann die Erkältung günstig beeinflusst werden, ohne zu Reizungen zu führen. Berate dich hier mit deinen Ärzten/Ärztinnen oder Apotheker/-innen.

Von Hautsalben mit ätherischen Ölen raten wir dir ab, da bei großzügiger Anwendung bedrohliche Vergiftungserscheinungen bekannt geworden sind.

Mund-Rachen-Raum und Mandeln

Der Rachen leitet Luft in die Luftröhre und Speisen in die Speiseröhre. Automatische Reflexe verhindern, dass Nahrung in die Luftröhre kommt. Bei deinem Kind sind im Mund-Rachen-Raum aber auch wichtige Stationen des Immunsystems untergebracht. Die wichtigsten sind die Rachenmandel, die schwer einsehbar hinter der Nase sitzt, und die symmetrischen Gaumenmandeln, die du durch den Mund sehen kannst. Die Orte sind gut gewählt, denn fast alle Erreger kommen über diesen Weg in den Körper und müssen so an den Mandeln vorbei. Das Immunsystem lernt sie so kennen und kann reagieren.

Allerdings können Mandeln und Rachen selbst auch erkranken. Mandel- und Rachenentzündungen laufen bei vielen viralen Luftwegsinfekten parallel ab. Weil sich dort auch oft ruhende Bakterien befinden, sind es gerne Mischinfektionen durch Viren und zusätzlich

Bakterien. Deshalb kann bei einer Rachen- oder Mandelentzündung Antibiotikum nötig werden. Neben den begleitenden Virusinfektionen kann auch Austrocknung den Körper für eine bakterielle Infektion durch die dort ruhenden Bakterien empfänglich machen.

Der ständige Kontakt mit neuen Erregern führt vor allem im Kleinkindalter zu viel Arbeit für die Mandeln, die sich deshalb gerne vergrößern. Weil dadurch die Atemwege etwas eingeengt werden können, hörst du dann leichte Atemgeräusche bei deinem Kind und nächtliches Schnarchen. Behindert das den Atemstrom sichtbar oder führt es im Schlaf zu Atempausen von mehr als zehn Sekunden, müssen die vergrößerten Mandeln operativ verkleinert werden.

Eine Entfernung oder Verkleinerung der Mandeln kann ebenfalls nötig sein, wenn es immer wieder zu bakteriellen Mandelentzündungen kommt. Oder wenn sich Bakterien so tief in den Furchen der Mandeln eingenistet haben, dass sie von dort aus immer wieder in den Körper streuen und Infektionen anderer Organe verursachen.

Vorbeugen kannst du der Entzündung oder Vergrößerung der Mandeln leider nicht. Letzteres ist eine Folge der Reifung des Immunsystems (→ Das Immunsystem). **Ausreichende Trinkmenge und nicht zu trockene Luft können allerdings die Rachenschleimhaut etwas widerstandsfähiger gegen Angriffe machen.**

Mittelohrentzündung und Mittelohrerguss

Jedes Mittelohr (die Paukenhöhle) deines Kindes ist zur inneren Belüftung mit dem Rachen durch ein schmales Kanälchen verbunden. Deshalb soll die Besprechung der Mittelohrstörungen hier mit erfolgen.

Durch diese Verbindung mit dem oberen Rachen kann sich ein Schnupfen oder eine Mandelentzündung auf das Mittelohr fortleiten und dort eine **Mittelohrentzündung** erzeugen. Diese ist anfangs meist durch Viren bedingt. Sehr häufig legen sich darauf aber später Bakterien. Die Keime sind dieselben wie bei der Mandel- und Rachenentzündung. Antibiotikum ist deshalb oft sinnvoll, um die Symptome zu verkürzen. Je kleiner und schmäler der Kopf, desto häufiger tritt eine Mittelohrentzündung auf, weil die Kanälchen früher verlegt werden. Die Mittelohrentzündung kann neben Ohrenschmerzen auch irreführende Symptome verursachen, etwa Bauchprobleme und Kopfschmerzen. Der Arzt sollte deshalb bei solchen Symptomen immer auch das Mittelohr untersuchen. Das geschieht einfach und schmerzfrei durch einen „Taschenlampenblick“ mit dem Otoskop durch den Gehörgang auf das Trommelfell.

Wenn die Belüftung durch große Mandeln längerfristig gestört ist, kann sich bei deinem Kind unabhängig von einer aktuellen Infektion Wasser im Mittelohr ansammeln. Dieser **Mittelohrerguss** beeinträchtigt das Hörvermögen und manchmal auch das Gleichgewicht deines Kindes. Besteht er länger als zwei bis drei Monate, kann sich die Beeinträchtigung auch auf die Entwicklung der Sprache auswirken oder im schlimmsten Fall die kleinen Gehörknöchelchen schädigen. Spätestens wenn es zu einer Sprachentwicklungsstörung kommt, muss über eine kleine ambulante Operation entschieden werden – über die **Paukendrainage**. Dabei wird das Trommelfell mit einem Schnittchen nach außen eingeschlitzt. Um den Schlitz offen zu halten, wird oft noch ein Röhrchen eingelegt, das sich nach einiger Zeit selbst abstößt. Außerdem kann auch die Entfernung oder Verkleinerung der vergrößerten Rachenmandeln sinnvoll sein.

Die akute Entzündung des Mittelohres tritt häufig nachts auf und erscheint dir aufgrund des starken Schmerzes dann oft als Notfall, denn die betroffenen Kinder weinen und schreien oft laut und andauernd. Du kannst immer zuerst ein Schmerzmittel (z. B. Ibuprofen) verabreichen, außerdem abschwellende Nasentropfen sowie für frische, eher kühle Luft sorgen, um die innere Belüftung des Mittelohres ein wenig zu verbessern. Meist kommt dein Kind dann zur Ruhe. Der

Arzt/die Ärztin entscheidet später mit dir zusammen, ob zusätzlich ein Antibiotikum sinnvoll ist.

Bei chronischem Erguss ohne akute Infektion empfiehlt der HNO-Arzt/die HNO-Ärztin daneben oft Druck-Übungen (Nase zuhalten und pressen, ähnlich wie im Flugzeug) zur Verbesserung der Belüftung.

Kehlkopf und Luftröhre

Die typische Symptomatik einer Entzündung von Kehlkopf oder Luftröhre ist bellender Husten. Ist der Kehlkopf beteiligt, ist dein Kind außerdem heiser. Die Entzündung wird hier meist durch Viren ausgelöst, verläuft in der Regel unproblematisch und benötigt fast nie Antibiotikum. Nach ein paar Tagen ist die Symptomatik schon weitgehend vorbei.

Lediglich auf zwei Erkrankungen musst du aufpassen. Die bakterielle, **eitrige Entzündung des Kehldeckels (Epiglottitis)** ist eine lebensbedrohliche Erkrankung, denn sie kann die Atemwege völlig verschließen. Gott sei Dank ist diese seit Einführung der Sechsfach-Impfung (→ Impfungen) sehr selten geworden, denn der wichtigste auslösende Erreger ist das Bakterium Hämophilus influenzae B. Vermutest du die Erkrankung dennoch, musst du dein Kind notfallmäßig in einer Praxis vorstellen – vor allem, wenn es nicht gegen das Bakterium geimpft ist. Du erkennst die Epiglottitis daran, dass dein Kind wie mit Kloß im Hals oder gar nicht mehr spricht und stark aus dem Mund speichelt. Fieber ist fast immer dabei.

Viel häufiger und meist nicht so eilig ist der **Pseudokrupp**. Wenn ein Kind dafür empfänglich ist, reicht bei feucht-kühler Witterung eine schwache Virusinfektion von Kehlkopf und Luftröhre aus, um den Kehlkopf so einzuengen, dass Atemnot entsteht. Diese wird von bellendem Husten begleitet und tritt gerne in der Nacht zwischen 1 Uhr und 5 Uhr auf. Pseudokrupp ist nur in sehr seltenen Ausnahmen lebensbedrohlich. Oft reichen die Beruhigung deines erschrockenen Kindes und frische kühle Luft aus, um eine deutliche Verbesserung zu erzielen. Kinder, die regelmäßig an Pseudokrupp leiden, haben meist bereits ein Kortison-Notfallzäpfchen zu Hause, das zum Abschwellen des Kehlkopfes führt. Ist diese Behandlung nicht erfolgreich, ist eine ärztlich überwachte Inhalationsbehandlung erforderlich. Nach ein bis zwei Nächten ist der Spuk aber dennoch meist vorbei. Und auch bei häufigen Wiederholungen: Je größer das Kind wird, desto schwächer wird die Symptomatik, bis sie spätestens zur Pubertät verschwunden ist.

Auch der **Keuchhusten** läuft an der Luftröhre ab. Er ist aufgrund des Impfprogramms sehr selten geworden. Die Beschreibung findest du im Kapitel → Impfungen.

ATEMLUFT UND KLIMA

In Mitteleuropa herrscht häufig ein aggressives Klima für die Atemwege. Insbesondere unterschiedliche Temperatur und Luftfeuchtigkeit innen und außen lassen die schützenden Schleimhäute spröder werden und dadurch empfänglicher für Viren. Dies gilt vor allem in der Heizungsperiode und in den Übergangsmonaten, aber umgekehrt auch im Sommer bei Einsatz von Klimaanlagen.

Der Sommer und der Aufenthalt in südlichen Ländern sind weniger problematisch. Verbesserung kannst du wegen der salzhaltigen und feuchten Luft auch durch einen Aufenthalt an der See erreichen. Am besten geeignet sind Mittelmeer und Ostsee. Bei belastender Häufung von Atemwegsinfekten kann dies auch als Eltern-Kind-Kur ablaufen.

Innenraumluft sollte eine mittlere Temperatur von 20 bis 22 °C haben. Vermeide Überheizung. Lüfte häufig, auch zum Ausgleich der Luftfeuchtigkeit. Diese sollte bei 40–55 % liegen.

Bronchien

Die Bronchien sind der wichtigste Ort für Atemstörungen bei Kindern. Sie beginnen unterhalb der Luftröhre und teilen sich in den Lungen immer weiter auf. Die Bronchien können bei vielen Luftwegsinfektionen akut mitreagieren, was sich vor allem durch Husten zeigt (akute Bronchitis). Da die Durchmesser der Bronchien im Alter bis 4 oder 5 Jahre noch sehr klein sind, verläuft die **Bronchitis** häufig „obstruktiv" (verengend, auch „spastisch"). Das bedeutet, dass Schleim und die Verdickung der Innenwand durch die Entzündung den Luftfluss bei der Ausatmung behindern. Dein Kind pfeift dann und braucht oft länger und auch mehr Kraft zum Ausatmen. Wenn die Bronchitis sehr ausgeprägt ist, kann es auch zur verschlechterten Sauerstoffversorgung kommen, weil sich Luft in der Lunge staut und kein guter Luftaustausch mehr stattfindet. Deshalb sollte dein Kind bei diesen Symptomen immer beim Arzt/bei der Ärztin vorgestellt werden. Da die Bronchitis typischerweise durch Viren verursacht ist, ist Antibiotikum meist nicht nötig. Die ärztlich verordnete Therapie besteht vor allem aus einer Inhalationsbehandlung mit einem bronchial erweiternden Medikament. Dies kann elegant und wirksam mittels Spray und Inhalationshilfe angewandt werden. Vorbeugen oder unterstützen kannst du die Therapie leider nicht, von Luftbefeuchtung und ausreichend Flüssigkeit abgesehen.

INHALATIONSTHERAPIE

Es gibt vor allem zwei Techniken der Inhalationstherapie – die Feuchtinhalation mit einem Vernebler-Gerät und die Inhalation von gasförmigen Medikamenten mittels Inhalierhilfe.

Eine **Inhalierhilfe** ist ein rohrförmiger Volumenbehälter, in den der gasförmige Wirkstoff gegeben wird, sodass er durch Atemzüge bis in die Bronchien eingeatmet werden kann. Das funktioniert einfach und sicher. Die Vorschaltkammer kann einfach mitgenommen werden.

Ein Gerät zur **Feuchtinhalation** führt zur Anfeuchtung der Luft. Über die kleinen Tröpfchen kann Wirkstoff an die Bronchien herangebracht werden. Zusätzlich kann die Anfeuchtung der Auflockerung von Schleim dienen. Die Benutzung ist allerdings aufwendiger und länger, das Gerät ist auch weniger gut transportabel.

Nach bestimmten Virusinfektionen der Atemwege bleibt eine Überempfindlichkeit der Bronchien zurück. Diese führt dann bei jedem neuen Mini-Schnupfen zu erneuter obstruktiver Bronchitis. Weil die Symptome denjenigen bei „echtem" Bronchialasthma (Asthma bronchiale) entsprechen, spricht man auch von „**Infektasthma**". Im Gegensatz zu Asthma bronchiale liegt aber keine genetische oder früh erworbene Veranlagung vor. Deshalb heilt Infektasthma auch immer aus. Die Abgrenzung zu einem frühen Beginn eines „echten" Asthma bronchiale ist aber oft schwierig. Wichtig ist deshalb immer gute ärztliche Führung deines Kindes und entsprechende Diagnostik und Schulung (zu Asthma bronchiale siehe S. 129). Die Behandlung entspricht etwa dem Asthma bronchiale. Klimaveränderung kann sinnvoll sein, gute reizfreie Atemluft und rauchfreie Umgebung sind in jedem Fall erforderlich.

MUKOVISZIDOSE

Diese genetische Erkrankung ist nicht ganz selten. Sie führt zur Bildung von zähem Schleim, der die kleinsten Atemwege verstopfen kann und für bakterielle Infektionen empfänglich macht. Unterschiedliche genetische Varianten können mehr oder weniger deutliche Symptome machen: Diese können häufige Episoden von bakterieller Bronchitis oder Lungenentzündungen sein. Kommt dies bei deinem Kind vor, sollte diese Störung ausgeschlossen werden.

Das geschieht durch eine einfache Untersuchung des Körperschweißes. Seit einigen Jahren kann aber bereits im Rahmen des Neugeborenenscreenings ein Test auf Mukoviszidose durchgeführt werden.

Neben den Atemwegen können durch krankhafte Verschleimung auch andere Funktionen betroffen sein (Stuhlgang, Hodenfunktion, Eierstöcke, Funktion der Bauchspeicheldrüse).

Lunge

Die schwersten Infektionen der Atemwege laufen an der Lunge ab. Während die schwere eitrige **Lungenentzündung** (Pneumokokken, Hämophilus influenzae B) durch das moderne Impfprogramm weitgehend zurückgedrängt wurde, kommen kleinere Lungenentzündungen weiterhin häufig vor. Diese sind oft durch Viren ausgelöst und entstehen meist als Übergreifen von einer akuten Bronchitis auf die umgebende Lunge. Nur durch das Abhören kann der Arzt/die Ärztin eine Bronchitis von einer Lungenentzündung unterscheiden. Manchmal braucht es dazu sogar ein Röntgenbild. Die zusätzliche bakterielle Infektion ist häufig und benötigt dann ein Antibiotikum. Ansonsten entspricht die Therapie der der Bronchitis. Sollte allerdings so viel Lungengewebe betroffen sein, dass der Sauerstoffgehalt abfällt, muss auch heute noch eine stationäre Behandlung erfolgen. Du merkst das an bläulich schimmernden Lippen, an stöhnender, erschwerter Atmung (auch nach Fiebersenkung) und an ausgeprägtem Husten.

Ein besonderer Erreger ist das **RS-Virus** (RSV, Respiratory Syncytial Virus), das vor allem in den Wintermonaten auftritt und bei ehemals frühgeborenen oder anderweitig gefährdeten Kindern bis zum 3. Lebensjahr teils sehr schwere Infektionen der Lunge auslösen kann. Das Virus kommt auch bei älteren Kindern vor, verläuft da aber viel stiller. Der Beginn ist plötzlich und führt schnell zu einer Beeinträchtigung der Atmung. Für besonders gefährdete Kinder gibt es eine spezielle Spritze zur Vorbeugung.

Die **Tuberkulose** ist aufgrund der guten öffentlichen Gesundheitsüberwachung sehr selten geworden, außer wenn ein Tuberkulose-Fall mit Kontakt zu deinem Kind aufgetreten ist. Das musst du mit deinem Kinderarzt/deiner Kinderärztin besprechen, selbst wenn dein Kind keine Symptome hat. Bei Kindern kann bereits bei Kontakt eine Therapie erforderlich sein, weil sich die schleichend in der Lunge beginnende Tuberkulose bei Kindern auch auf andere Organe ausbreiten kann.

Andere, vor allem angeborene Lungenerkrankungen sind selten, müssen bei häufigen Lungenentzündungen aber ausgeschlossen werden.

COVID-19 BEI KINDERN

Aufgrund der stets zunehmenden Erkenntnisse zu den Folgen von Covid-19 bei Kindern haben wir uns entschieden, diese Informationen als regelmäßig aktualisierten Download unter https://buch.med4kidz.de anzubieten.

Atemwegsallergien, Heuschnupfen und Asthma bronchiale

Allergien sind bei Kindern häufig. Offensichtlich hat die zunehmende Hygiene zu einer Zunahme der Allergien geführt. Vor allem ist aber eine genetische Veranlagung verantwortlich. Diese Veranlagung heißt Atopie. Allergien können gegen Nahrungsmittel oder gegen Schwebstoffe der Luft gerichtet sein. Insektengift- und Medikamentenallergien sind Sonderfälle. Die Organe, die durch Allergien betroffen sind, sind der Magen-Darm-Trakt (→ Bauch), die Haut (→ Haut) und insbesondere die Atemwege.

HAUSTIERE

Viele Familien wünschen sich Haustiere. Kinder können von Haustieren ja auch profitieren, weil sie Verantwortung und empathisches Handeln lernen.

Gibt es in deiner Familie allerdings eine starke Veranlagung für Allergien, wird von Tieren mit Fellen abgeraten. Lediglich Hunde, die bereits vor deinem Kind in der Familie waren, sind unproblematisch. Manche Studien sagen sogar, dass sie vor Allergien schützen können.

Haustiere sollten in jedem Fall tierärztlich untersucht, entwurmt und gegen alle wichtigen Erkrankungen geimpft sein, insbesondere gegen solche, die auch den Menschen betreffen.

Auch gegen Tollwut sollte das Tier geimpft sein, obwohl diese in Deutschland kaum mehr vorkommt (Ausnahme: in Fledermäusen).

Die wichtigste allergische Erkrankung der Atemwege ist das **Asthma bronchiale**. Zentrales Problem beim Asthma ist eine veranlagte Entzündungsneigung in den Bronchien. In 90 % der Fälle sind Allergien nachweisbar, die daraus dann Symptome machen: pfeifende und verlängerte Ausatmung, trockener Hustenreiz, Atemnot. Diese beginnen oft erst im Schulalter, können aber auch schon vorher auffallen. Die Abgrenzung zur wiederholten spastischen Bronchitis des Kleinkindes ist manchmal schwierig. Es gibt Übergänge. Asthma und Allergien in der Familie, eine nachweisbare Allergie deines Kindes im Blut- oder Hauttest und eine Häufung der Episoden deuten auf ein frühes Asthma hin. Die Behandlung erfolgt in der Regel mittels Asthmasprays, die die Entzündung in den Bronchien vermindern. Bei akuten Symptomen, vor allem beim akuten Asthma-Anfall (Atemnot bis zur Unfähigkeit zu sprechen, bläuliche Verfärbung der Lippen und verlängerte Ausatmung) helfen erleichternde Stellungen und der Einsatz eines Sprays, das die verengten Bronchien wieder weitstellt (Salbutamol). Die Form der Therapie und die Möglichkeiten der Asthma-Überwachung sollten professionell geschult werden. Die auslösenden Allergien können ab dem Vorschulalter per Immuntherapie (Hyposensibilisierung) behandelt werden, davor nur durch Vermeidung des Kontakts mit den Stoffen. Fast alle Kinder mit Asthma führen unter Therapie ein unbeeinträchtigtes Leben. Die Hälfte davon verliert das Asthma im Laufe der Entwicklung wieder.

DIAGNOSTIK

Vermutest du eine Allergie deines Kindes, stehen mehrere Möglichkeiten der Diagnostik zur Verfügung.

- Am wichtigsten: Beobachte im Alltag und führe Buch, wann die Symptome auftreten (nach welchen Nahrungsmitteln, in welchen Monaten, an welchen Orten).
- In Venenblut kann nach allergieauslösenden Antikörpern gesucht werden, außerdem nach Hinweisen auf die generelle Allergieneigung (bereits bei Säuglingen möglich).
- Bei Hauttests kann die direkte Reaktion der Haut auf Substanzen geprüft werden (Prick-Test, ca. ab 4 Jahren).

Heuschnupfen (Pollinosis) wird durch Pollen ausgelöst – am häufigsten durch Birken- und Gräserpollen. Heuschnupfen tritt meist erst im späteren Kindergarten- oder im Schulalter auf. Während der Blüte der betreffenden Pollen kommt es zu klarem Schnupfen und juckenden Augen. Medikamente können nur lindern. Lediglich die Immuntherapie (Hyposensibilisierung, ab dem 5. Geburtstag) kann Allergien durch eine Gewöhnung des Körpers ausheilen lassen. Allergiesymptome verlieren sich aber auch ohne Therapie in 50 % der Fälle.

VORBEUGUNG VON ALLERGIESYMPTOMEN

Gestillte Kinder haben seltener Allergien. Ebenso Kinder, die bereits früh Beikost bekommen haben (ab dem 4. Monat). Auch der Kontakt mit Nutztieren (Bauernhof), idealerweise bereits der Kontakt der werdenden Mutter, scheint vor Allergien zu schützen.

Übertriebene Hygiene kann umgekehrt Allergien fördern.

Bei nachgewiesener Hausstaubmilbenallergie deines Kindes sollte Hausstaub reduziert werden – durch angepasstes Putzen sowie mittels Matratzen- und Bettüberzügen und durch Beschränken auf zwei bis drei Stofftiere etc. Letztere sollten daneben monatlich gewaschen werden.

Husten

Husten ist das häufigste Symptom in der Kinderarztpraxis und zunächst keine Erkrankung, sondern ein wichtiger Reflex. Er soll die Atemwege freihalten und verhindern, dass Staub, Fremdkörper oder Schleim tiefer in die Lunge deines Kindes geraten. Der Hustenreflex wird auch ausgelöst, wenn sich die innere Wand der Atemwege durch eine Infektion entzündet.

Die Ursachen für Husten sind vielfältig. Abhängig vom Schweregrad und von begleitenden Symptomen muss die ärztliche Abklärung gewählt werden.

HÄUFIGE URSACHEN FÜR HUSTEN BEI KINDERN

- Schnupfen und Erkältung (jedes Alter)
- Kehlkopf- und Luftröhrenentzündung (jedes Alter, verstärkt ab der KiTa)
- Bronchitis (jedes Alter, häufig bereits bei Säuglingen)
- Pseudokrupp (Kleinkind- bis Schulalter)
- Lungenentzündung (jedes Alter)
- Asthma bronchiale (ab dem Vorschulalter vermehrt)
- Fremdkörper (v. a. Kleinkinder)
- Post-infektiöser Husten (jedes Alter)
- Husten-Tic (ab dem Vorschulalter)
- Magensäure-Rückfluss (Säuglinge)

Husten bei Infektionen

Die häufigste Ursache ist der einfache Luftwegsinfekt durch Viren. Husten soll den Körper vor einem Tieferwandern des Infektionsherdes durch kleinste Tröpfchen schützen.

SO KLINGT HUSTEN

Abhängig von der Lokalisation kann Husten unterschiedlich klingen: Husten aus der Luftröhre ist bellend und schmerzhaft. Kehlkopfhusten führt ebenfalls zu Halsschmerzen und geht mit Heiserkeit einher. Beim Pseudokrupp kommt ein pfeifendes Atemgeräusch dazu.

Sind die Bronchien betroffen, wird der Husten rasselnder. Liegt bei deinem Kind eine obstruktive Komponente vor (s. o.), pfeift es zusätzlich bei der Ausatmung. Dies trifft auch bei der Lungenentzündung zu.

Alle geschilderten Infektionen sind meistens durch Viren verursacht. Eine heilende Behandlung ist deshalb nicht möglich. So kannst du deinem Kind dennoch helfen:

HILFE BEI HUSTEN

Auch wenn Husten bei Kindern nur selten bedrohlich ist – er nervt einfach. Dein Kind schläft schlecht und du dann auch. Oft kann man Husten auch einfach nicht mehr hören.

Basis für die Hustenbehandlung ist ein gutes Innenraumklima. Husten tritt dann verstärkt auf, wenn sich Temperatur und Luftfeuchtigkeit zwischen innen und außen stark unterscheiden. Dies ist in Mitteleuropa vor allem im Winter so (innen trockene warme Heizungsluft, außen feucht-neblig), kommt aber auch im Sommer vor (innen klimatisierte Kühle, außen feucht-warm). Du kannst es verbessern, indem du Temperatur und Luftfeuchtigkeit misst und durch Lüftung oder Anfeuchtung auf mittlere Werte einstellst (21 °C, 40–45 % relative Luftfeuchtigkeit).

Pro-Tipp: Nass aufgehängte Handtücher stellen die Luftfeuchtigkeit meist ideal ein. Ein Gerät brauchst du hierfür nicht.

Außerdem kannst du ab dem 1. Geburtstag Honig zur Hustenstillung verwenden. Honig wirkt meist besser als chemische Präparate – egal ob im Tee oder auf dem Löffel.

Fremdkörper in den Atemwegen

Einen Fremdkörper in die Luftwege einzuatmen, ist vor allem bei Kindern unter 3 Jahren gefährlich. Denn bereits ein kleiner Fremdkörper kann die noch kleinen Atemwege fast vollständig verschließen. Es kommt zu pfeifenden Atemgeräuschen. Vor allem, wenn dein Kind außerdem Atemnot zeigt, musst du den Notruf wählen. Aber auch ohne lebensbedrohlichen Notfall ist oft eine Spiegelung in Narkose zur Entfernung des Fremdkörpers erforderlich.

Entsprechende Gegenstände (z.B. Kügelchen, Büroklammer) und kleine harte Nahrungsmittel (z.B. Weingummi, Nüsse) gehören deshalb nicht in die Reichweite von Kindern unter 3 Jahren.

Chronischer Husten

Husten, der länger als vier Wochen anhält, wird als chronisch bezeichnet. Anders als bei Erwachsenen ist dies bei Kindern nicht selten und meist dennoch unproblematisch.

Die häufigste Form ist der Husten nach akuten Virusinfektionen. Dieser „postinfektiöse" Husten entsteht aufgrund einer Überempfindlichkeit der Atemwege nach Infektion mit bestimmten Viren. Eine Behandlung ist selten möglich oder erforderlich. Zuvor sollten allerdings andere Ursachen für Husten ausgeschlossen werden.

Oft geht aber auch einfach eine Bronchitis mit der postinfektiösen Überempfindlichkeit in die nächste über – gerade, wenn dein Kind in die KiTa geht und deshalb ständig wieder Kontakt mit einem neuen Virus hat.

Überempfindlichkeit ist auch bei Asthma (Asthma bronchiale, Bronchialasthma) die Ursache für Husten.

Ebenfalls in den ersten Lebensjahren kann Rückfluss von saurem Magensaft in die Speiseröhre und weiter bis in den Kehlkopf Husten auslösen, im Einzelfall sogar Atemnot. Dieser Husten tritt vor allem im Liegen auf.

Wenn Husten dagegen nie nachts oder bei Ablenkung auftritt, muss nach dem Kleinkindalter auch mal an einen Husten-Tic gedacht werden. Beim Husten-Tic hat das Gehirn den Vorgang des Hustens so intensiv abgespeichert, dass es unbewusst weiter Husten auslöst, obwohl die Atemwege längst wieder gesund sind. Eine Behandlung ist kaum erforderlich.

DANN BRAUCHST DU ÄRZTLICHE HILFE

- Dein Kind hat Atemnot. → sofort, ggf. Notruf wählen
- Dein Kind ist bläulich um die Lippen. → sofort, ggf. Notruf wählen
- Dein Kind hat einen Fremdkörper oder Nahrung eingeatmet. → sofort, ggf. Notruf wählen
- Der Husten geht länger als vier Wochen. → Plantermin
- Dein Kind rutscht von einer Bronchitis oder Lungenentzündung in die nächste. → Plantermin
- Dein Kind pfeift immer wieder beim Atmen. → Plantermin
- Es gibt gleichzeitig schwere Infektionen in der Umgebung → je nach Fall, zuvor in der Praxis anrufen

BAUCH

Bauchschmerzen und andere Bauchprobleme sind bei Kindern keine Seltenheit. Die Ursachen sind vielfältig. Manchmal liegen sie gar nicht im Bauch. Nur selten stecken ernsthafte Erkrankungen hinter den Problemen. In diesem Kapitel lernst du, was bei Durchfall & Co. zu tun ist.

Bauchschmerzen

Kinder haben häufig Bauchschmerzen. Vor allem Kleinkinder geben sie häufig an, obwohl die Schmerzen durch eine andere Erkrankung, zum Beispiel durch eine Mandelentzündung ausgelöst werden. Erst mit 8–10 Jahren kann ein Kind wirklich sicher sagen, wo sich der Schmerz genau befindet. Meistens sind es harmlose Ursachen und die Schmerzen sind schnell vorbei. Verdauungsprobleme, Blähungen, fettes Essen oder fehlender Stuhlgang sind nur einige Ursachen. Auch verdorbenes Essen oder Magen-Darm-Infekte können dahinterstecken, bei älteren Kindern auch Angst oder Stress. Wichtig ist, dass du die Schmerzen deines Kindes ernst nimmst und dich deinem Kind zuwendest. Mit Bauchmassage, Wärmekissen oder etwas Fencheltee sind die meisten Bauchschmerzen schon ausreichend gelindert. Die „harmlosen“ Bauschmerzen werden vor allem in Bauchnabelgegend angezeigt. Je weiter weg vom Nabel das Kind die Schmerzen zeigt, desto wahrscheinlicher steckt wirklich ein Problem dahinter. Wenn keine Warnsymptome vorliegen, können auch häufig auftretende Bauchschmerzen zunächst beobachtet werden. Bei Warnsymptomen wie extremem Schreien, plötzlich auftretender Blässe, Blut im Stuhlgang oder Erbrechen ist Eile geboten. Schlimme Ursachen, wie etwa eine Darmverschlingung, treten zwar nur extrem selten auf, müssen aber schnell behandelt werden.

DANN BRAUCHST DU ÄRZTLICHE HILFE

- Dein Kind schreit anhaltend, zieht die Beine an, hat eine gespannte Bauchdecke, ist plötzlich schlapp oder blass. → sofort, ggf. Notruf wählen
- Bauchschmerzen mit Blut im Stuhl, häufiges Erbrechen mit Blutfäden oder grünem Gallensaft → sofort, ggf. Notruf wählen
- Dein Kind wird auch nachts vor Schmerzen wach, nimmt an Gewicht ab oder wächst nicht mehr weiter. → Plantermin
- Dein Kind hat immer wieder Bauchschmerzen an derselben Stelle fern vom Bauchnabel. → Plantermin

Hat dein Kind immer wieder Bauchschmerzen, spricht man von chronischen Bauchschmerzen. Auch diese sind meist harmlos. Manchmal steckt eine Verstopfung oder ein Reizdarm dahinter. Nur selten sind chronische Darmerkrankungen, Nahrungsmittelallergien oder andere seltene Erkrankungen die Ursache für die Schmerzen.

Blähungen

Durch Gasbildung im Darm oder bei Babys durch das Schlucken von Luft beim Trinken kommt es zu Blähungen. Sie sind meistens harmlos und durch wenige Handgriffe schnell zu behandeln. Sollte dein Baby an Blähungen leiden, achte darauf, dass es gut Bäuerchen macht. Gerade Flaschenkinder schlucken häufig mehr Luft als gestillte Kinder. Eine Bauchmassage um den Bauchnabel in Uhrzeigersinn mit etwas Kümmel- oder Pflegeöl oder kleine Gymnastikübungen, wie Radfahren mit den Beinen des Babys, bewirken ebenfalls wahre Wunder. Auch nach Einführung der Beikost können einige Kinder mit Blähungen reagieren. Die Umstellung der Nahrung kann zu Gasbildung führen. Verdauen will gelernt sein.

SCHNELLE HILFEN BEI BLÄHUNGEN

Kinder sollten mit Ruhe und ausreichend Zeit essen können. Die Mahlzeiten sollten eher klein sein und gut durchgekaut werden. Stark blähende Lebensmittel wie z. B. Hülsenfrüchte oder Kohlgemüse lieber meiden. Dein Kind sollte Getränke ohne Kohlsäure trinken. Ein Anis-, Fenchel- oder Kümmeltee wirkt zusätzlich entblähend. Ein Wärmekissen oder eine Bauchmassage helfen garantiert.

Sollten alle Maßnahmen ohne Erfolg sein und du hast das Gefühl, dein Kind windet sich von Mahlzeit zu Mahlzeit mehr, kann dein Kinderarzt/deine Kinderärztin gegebenenfalls Kümmelzäpfchen oder entblähende Medikamente verordnen.

Dreimonatskoliken

Bis zu 20 % aller Babys leiden an Dreimonatskoliken. Die Kinder haben regelrechte Schreiattacken, sind unruhig, aber sonst komplett gesund. Ursachen für das Schreien sind dann weder Hunger noch Überhitzung oder andere Probleme. Vermutet wurde früher eine schmerzhafte Verdauung im Dünndarm, deshalb der Name Kolikos aus dem Altgriechischen von „im Darm leidend“. Heute weiß man, dass nur wenige Kinder wirklich ein Darmproblem haben. Wie der Name schon sagt, fangen die Schreiphasen meist im 2. Lebensmonat an und sind mit dem 3.–4. Lebensmonat vorbei. Eine genaue Erklärung gibt es bis heute nicht. Man weiß jedoch, dass der Bauch nur bei sehr wenigen Babys die Ursache für das Schreien ist. Wichtig zu wissen ist, dass du als Mutter oder Vater nichts falsch gemacht hast. Wahrscheinlich spielen Hormone und ein beginnender Tag-Nacht-Rhythmus eine Rolle. Du hast darauf keinen Einfluss. Du kannst nur versuchen, deinem Kind den Tag zu strukturieren und es vor Reizüberflutung zu schützen, vor allem wenn es müde wird.

SCHREIPHASEN UND UNRUHEPHASEN

Schmuse dein Kind und halte Körperkontakt mit deinem Baby. Wiege es sanft hin und her und singe ein beruhigendes Lied. Du kannst auch versuchen, dein Kind im Tragetuch oder in der Babytrage zu beruhigen oder es in den Fliegergriff zu nehmen. Manche Kinder entspannen auch wunderbar bei einer Babymassage, dies aber unbedingt in einer ruhigen Phase testen. Auch wenn es schwer ist, denn das Schreien kann einen extrem stressen: **Bleib ruhig und schüttle niemals dein Kind!**

Falls du mal eine Pause brauchst, frag deinen Partner/deine Partnerin, einen Freund/eine Freundin oder Verwandte, ob sie dein Kind ein wenig im Kinderwagen spazieren fahren. Die Zeit kannst du zum Kräfte sammeln nutzen oder einfach mal schlafen. Ausgeruht ist die Schreiattacke wieder besser zu ertragen. Solltest du merken, dass du an deine Grenzen kommst und Hilfe brauchst, kannst du dich jederzeit an deinen Kinderarzt/deine Kinderärztin, deine Hebamme oder das Jugendamt wenden. Im Kapitel → kinder- und jugendpsychiatrische Fragen bekommst du weitere wertvolle Infos und Tipps zum Thema Schreikinder.

Verstopfung

Wie häufig Kinder Stuhlgang haben, unterscheidet sich stark. Stillkinder allein können zwischen zehnmal täglich und einmal pro Woche Stuhlgang haben. Auch bei Kleinkindern gibt es keine feste Regel zur Häufigkeit. Wichtig und entscheidender ist, ob der **Stuhlgang ohne Schmerzen** abläuft. Beachte, dass sich das Stuhlverhalten deines Kindes nach Umstellung auf Flaschennahrung oder nach Einführung der Beikost oder Familienkost ändern kann. Dies ist erst einmal kein Problem und völlig normal. Nach einigen Tagen mit etwas erschwertem großen Geschäft läuft die Verdauung meist wieder problemlos weiter. Vor allem Möhren können zu Beginn für den kleinen Darm zur Herausforderung werden. Falls das der Fall sein sollte, greif doch beispielsweise zu Kürbis. Dieser wird meist besser vertragen. Falls dein Kind noch gestillt wird, kannst du es durch die Brustmahlzeit im Anschluss an den Brei mit Verdauungsenzymen versorgen. Und denk dran: Auch wenn der Kopf vom Pressen beim Stuhlgang ganz rot wird und es manchmal nach harter Arbeit aussieht, macht das den Kleinen in der Regel nichts aus.

WAS KANN ICH BEI VERSTOPFUNG TUN?

Neigt dein Kind zu Verstopfungen, solltest du auf ausreichend Bewegung achten. Dein Kind sollte viel Wasser oder ungesüßten Tee trinken und vor allem ballaststoffreich ernährt werden. Mit viel Gemüse, Obst und Vollkornprodukten auf dem Speiseplan sollten Verstopfungen gar nicht erst entstehen.

Über die Ernährung kannst du die Stuhlfestigkeit beeinflussen. Birne, Pflaume und Kürbis sind sicher gute „Weichmacher“. Fast Food und Schokolade haben den gegenteiligen Effekt. Aber auch ein ungewohnter Tagesablauf, eine lange Reise oder eine ungewohnte Ernährung, zum Beispiel im Urlaub, können den Stuhlgang verändern.

ENSTPANNTE ATMOSPHÄRE AUF DEM THRON

Wusstest du, dass circa 30 Minuten nach dem Essen ein Reflex dafür sorgt, dass sich der Dickdarm bewegt? Diesen gastrokolischen Reflex solltest du ausnutzen und deinem Kind in der Zeit eine ruhige und entspannte Atmosphäre zur Stuhlentleerung schaffen. Ein paar Bücher, vielleicht ein kleiner Hocker für die Beinchen und einem entspannten Kloerlebnis steht nichts mehr im Wege. Mit der nötigen Ruhe klappt es dann sicherlich auch schmerzfrei.

Häufig wiederkehrende Verstopfungen mit Schmerzen beim Toilettengang können sich zu einem Teufelskreis entwickeln. Je häufiger dein Kind Schmerzen beim Entleeren hat, desto häufiger wird es den Stuhlgang zurückhalten. Dies ist ein unterbewusster Reflex und kann von deinem Kind nicht wirklich beeinflusst werden. Zwang, Ärger und Strafen sind also kontraproduktiv und helfen in der Situation sicher nicht. Je länger der Stuhl im Darm bleibt, desto fester wird er. Jeder Tag zählt also und bereitet zusätzlich Schmerzen. Seid ihr an dem Punkt angelangt, helfen meist nur **stuhlauflockernde Medikamente**. Keine Sorge, der Darm deines Kindes wird sich nicht daran gewöhnen. Hat dein Kind nach einigen Stuhlgängen wieder gelernt, dass es nicht weh tut, auf die Toilette zu gehen, klappt es danach auch wieder ohne Medikamente. In manchen Fällen muss auch mal ein Einlauf oder ein abführendes Zäpfchen gegeben werden, damit das größte „Übel" aufgelockert wird. Sieh unbedingt davon ab, mit Fieberthermometer oder anderen Gegenständen tätig zu werden. Der Versuch, den Stuhlgang so herauszubekommen, endet meistens in einem Tränenmeer und kann zu Verletzungen führen.

DANN BRAUCHST DU ÄRZTLICHE HILFE

- Dein Kind hat mehrere Tage keinen Stuhl entleert und hat starke Bauchschmerzen oder erbricht sogar. → sofort
- Die Verstopfung hat schon kurz nach der Geburt begonnen und dein Kind nimmt nicht zu. → Plantermin
- Dein Kind hat über mehr als zwei Wochen Schmerzen beim Stuhlgang. → Plantermin

Auch wenn dein Kind nicht trocken wird und immer wieder einkotet muss eine Verstopfung ausgeschlossen werden. Nur in circa 5 % aller Fälle steckt ein wirkliches Organproblem hinter der Verstopfung. Falls weichmachende Medikamente, eine gesündere Ernährung und mehr Bewegung nicht helfen, wird dann weiter untersucht.

Darmeinstülpung (Invagination)

Wenn sich ein Darmabschnitt teleskopartig in einen anderen Abschnitt stülpt, spricht der Arzt von einer Invagination. Diese tritt vor allem bei Kindern **zwischen 6 und 12 Monaten** auf. Nur selten sind die Kinder älter als 3 Jahre. Ist der Darm verklemmt, ist das gefährlich, da der Darm dadurch verschlossen wird. Alles vor dem Verschluss kann nicht mehr abtransportiert werden und der eingestülpte Darm ist nicht mehr ausreichend mit Blut versorgt und kann absterben. Zum Glück tritt diese Einstülpung nur bei 6 von 10 000 Kindern auf. Klassisch sind immer wiederkehrende **starke Bauchschmerzen mit schmerzfreien Phasen** von 15–30 Minuten. Wird es jedes Mal schlimmer oder es kommt zu Erbrechen und zunehmender Schlappheit, dann solltest du dein Kind unbedingt bei einem Kinderarzt/einer Kinderärztin vorstellen. Dort kann durch eine Untersuchung mit Ultraschall so eine Einstülpung gesehen werden. Ist die Einstülpung noch nicht so alt, kann das Problem mit einem Einlauf unter Ultraschallkontrolle gelöst werden. Ist der eingestülpte Darm schon beschädigt oder geschwollen, muss operiert werden. Dieser Eingriff ist für einen erfahrenen Chirurgen/eine erfahrene Chirurgin zum Glück Routine und nach wenigen Tagen im Krankenhaus solltet ihr schnell wieder nach Hause kommen.

Leistenbruch

Zu einem Leistenbruch kommt es, wenn Bauchfett oder Darm über eine kleine Lücke in der Bauchdecke in die Leiste rutschen. Manchmal sieht man auch einen Bruchsack, der sich in den Hoden oder die Schamlippe schiebt und hier eine Beule macht. Dieser Bruch tut nicht weh. Eine Lücke, die beim Heranwachsen deines Kindes noch offen war, hat sich nur nicht richtig verschlossen. Das führt dazu, dass vor allem beim Pressen, Husten oder Niesen Beulen entstehen. Falls dein Kind als Frühgeborenes zur Welt gekommen ist oder du als Baby auch einen Leistenbruch hattest, hat es ein höheres Risiko dafür. So ein Leistenbruch ist erstmal nicht schlimm und tut nicht weh. Den Bruchsack kann man meistens ohne Probleme hin- und herschieben. Gefährlich wird es nur, wenn sich der Darm in der Öffnung verklemmt. Das führt dann schnell dazu, dass dein Kind heftige Bauchschmerzen bekommt. Bei lauten Schreiattacken lohnt sich deshalb ein Blick in die Windel.

DANN BRAUCHST DU ÄRZTLICHE HILFE

- Die Beule in der Leiste färbt sich rötlich. → sofort
- Der Hoden/die Schamlippen deines Kindes sind vergrößert oder plötzlich ganz hart. → sofort
- Dein Kind hat einen bekannten Leistenbruch und plötzlich Fieber und Schmerzen in der Leiste. → sofort
- Deinem Kind geht es plötzlich auffallend schlecht und es ist schlapp. → sofort, ggf. Notruf wählen

Blinddarmentzündung

Bei der Blinddarmentzündung handelt es sich um eine Entzündung eines kleinen Wurmfortsatzes des Dünndarms. Dieses kleine Stückchen Darm befindet sich im rechten Unterbauch. Meist klagen die Kinder über Bauchschmerzen, die in Bauchnabelgegend starten und sich dann in den rechten Unterbauch verlagern. Diese Erkrankung tritt in den ersten beiden Lebensjahren praktisch nicht auf. Vor allem sind ältere Kinder zwischen 10 und 15 Jahren betroffen.

KRANKHEITSZEICHEN EINER BLINDDARMENTZÜNDUNG

Die typischen Krankheitszeichen sind Bauchschmerzen und Erbrechen. Meist beginnen die krampfartigen Schmerzen in Bauchnabelgegend und wandern dann Richtung rechtem Unterbauch. Gehen oder auf dem rechten Bein hüpfen ist meist schmerzhaft. Leichtes Fieber kann auftreten.

Zu Beginn einer Entzündung kann eine Therapie mit Antibiotikum erfolgen. Ist die Entzündung schon größer oder bessert sich nicht, muss operiert werden. Es handelt sich zum Glück um einen Routineeingriff. Der Chirurg/die Chirurgin wird die für dein Kind passende Operationstechnik wählen und dein Kind ist schnell wieder gesund.

Durchfall

Durchfall tritt bei Kindern häufig auf. Der Stuhlgang ist dann entweder weicher, manchmal sogar flüssig oder eben viel häufiger am Tag als sonst. Vor allem Kinder bis zum 2. Lebensjahr sind betroffen. Meist ist es nur eine Eintagsfliege. Das Verdauungssystem der Kleinkinder ist häufig noch recht anfällig und reagiert auf kleine Änderungen. An einem Tag etwas zu viel Birne oder Joghurt und schon verliert der Stuhlgang seine Festigkeit. Dies ist jedoch keine Gefahr für dein Kind. Dauert der Durchfall länger als zehn Tage, wird er chronischer Durchfall genannt.

TODDLERS DIARREAH (LAUFANFÄNGER-DURCHFALL)

Dabei handelt es sich um Sonderform des chronischen Durchfalls. Es trifft vor allem Kinder zwischen 6 und 36 Monaten. Die Kinder setzen mehrfach täglich Durchfall ab und entwickeln sich normal. Nachts wird kein Durchfall abgesetzt. Der Stuhlgang ist spätestens bis zum Schulalter normal.

Durchfall kann auch als Begleiterscheinung bei anderen Infektionen, beim Zahnen oder durch Nahrungsmittel, die nicht vertragen werden, auftreten. Durchfall wird erst zum Problem, wenn dein Kind über mehrere Tage Durchfall hat und nicht genügend trinkt. Dann kann dein Kind Flüssigkeit und Mineralstoffe verlieren. Durch Fieber und Erbrechen kann diese Austrocknung schneller passieren. Ganz selten stecken ernsthaftere Erkrankungen hinter dem Durchfall, wie die Zöliakie.

Magen-Darm-Grippe

Hierbei handelt es sich meistens um ein Virusinfekt im Darm. Nur selten sind es Bakterien, wie die Salmonellen, dann ist der Durchfall meistens blutig. Magen-Darm-Grippen können zu jeder Jahreszeit auftreten und gehören zu den häufigen Infektionen im Kindesalter. Meist bekommt dein Kind Durchfall mit Erbrechen und Fieber. Manchmal kann es aber auch nur Erbrechen oder nur Durchfall sein. Das eingedrungene Virus wird über den Stuhlgang oder das Erbrochene ausgeschieden. Deshalb ist beides dann auch ansteckend. Also immer gründlich die Hände waschen, wenn du mit Stuhlgang oder Erbrochenem in Kontakt kommst. Sonst liegen bald alle flach. Die Immunabwehr deines Kindes muss nun gegen den Eindringling aktiv werden und diesen besiegen. Erst dann ist der Spuk vorbei. Meistens dauert es nur wenige Tage. Sollte dein Kind erkranken, achte darauf, dass es genügend trinkt. Wasser oder ungesüßter Tee sind ideal, aber auch verdünnter Saft oder zur Not Milch sind in Ordnung. Hauptsache, du bekommst Flüssigkeit ins Kind. Auch über „wasserhaltige" Nahrung kannst du es versuchen.

KEINEN APPETIT? KEIN PROBLEM!

Falls dein Kind keinen Appetit hat, ist das kein Problem. Eine Nahrungspause über 6–8 Stunden oder nur kleine Portionen über mehrere Tage verkraftet dein Kind. Wenn es wieder Appetit hat, darf es auch essen. Ideal wären Reis, zerdrückte Bananen oder ein geriebener Apfel, aber auch anderes Essen ist okay, wenn dein Kind danach verlangt. Stark fettiges Essen fördert jedoch die Verdauung und kann wieder Durchfall machen. Sei damit etwas vorsichtig.

Falls das Kind noch gestillt wird, kann es natürlich auch an die Brust. Älteren Kindern kann man auch Elektrolytlösungen geben. Sei aber nicht gefrustet, wenn dein Kind sie nicht trinkt. Wir finden den

Geschmack auch sehr gewöhnungsbedürftig. Du kannst es auch mit Suppen oder nicht zu fettigen Brühen versuchen.

DANN BRAUCHST DU SOFORT ÄRTZLICHE HILFE

- Dein Kind ist nicht mehr in der Lage, zu trinken, und hat nur noch selten feuchte Windeln. (<4 pro Tag)
- Dein Kind wirkt sehr schlapp und müde.
- Dein Kind ist noch keine 3 Monate alt und erbricht oder hat immer wieder Durchfall mit Fieber über vier Stunden lang.

Zöliakie (Glutenunverträglichkeit)

Diese Unverträglichkeit gegen den Weizenkleber Gluten kann bei Kindern der Grund für häufigen Durchfall sein. Gluten ist im Samen vieler Getreidearten (wie Weizen, Dinkel und Hartweizen) enthalten und kommt deshalb in vielen Lebensmitteln vor. Meist fangen die Durchfälle nach Umstellung von Milchnahrung auf Breie an. In Deutschland ist 1 von 100 Menschen betroffen. Aber nicht alle werden schon im Kindesalter auffällig.

Es entsteht eine **Dauerentzündung im Darm.** Der kann dadurch nicht mehr aller Nährstoffe aufnehmen und diese fehlen dann deinem Kind zum Wachsen.

Die **häufigsten Symptome** sind chronischer, manchmal fettglänzender Durchfall, Erbrechen und Wachstumsstörungen. Die Kinder haben häufig einen dicken Bauch mit dünnen Ärmchen. Sollte dies bei deinem Kind diagnostiziert werden, hilft nur die **strikte Meidung von glutenhaltigem Essen**. Jeder Kontakt löst schließlich wieder eine Entzündung aus.

Dies ist für jede Familie eine große Umstellung. Doch ihr werdet nach der Diagnose im Rahmen einer Ernährungsberatung ausführlich informiert und bekommt praktische Tipps für euren Alltag. Viele Probleme sind schnell zu lösen. In den letzten Jahren haben sich die Industrie, einige Restaurants, Hotels und Bäckereien auf die Betroffenen eingestellt.

Die **Deutsche Zöliakie-Gesellschaft e.V.** hat eine Menge hilfreiche Flyer und Tipps für den Alltag mit Zöliakie. So findet ihr auf deren Webseite eine Liste von Hotels und Restaurants, die regelmäßig an Schulungen teilnehmen. Dort ist ein Besuch mit der Familie sicher und entspannt möglich.

KiTa und Kindergärten haben sich ebenfalls häufig schon auf Zöliakie-Kinder eingestellt, sodass eine Betreuung kein Problem ist. Zur Not gebt ihr eurem Kind ein Essen von zu Hause mit. Besprecht euch einfach mit der Einrichtung. Es findet sich unserer Erfahrung nach immer eine Lösung. Und falls sich die Einrichtung komplett quer stellt, ist es vielleicht einfach nicht die Richtige für euer Kind. Entweder sie haben das Personal oder eben das Verständnis für die Erkrankung nicht. Die richtige Einrichtung werdet ihr schon finden.

Erbrechen

Häufig erbrechen Kleinkinder, weil sie zu viel durcheinander oder etwas Verdorbenes gegessen haben. Der kindliche Magen ist hierfür einfach noch anfälliger. Manchmal fiebert dein Kind auch dazu. Dann ist das Erbrechen eine Begleiterscheinung einer Infektion im Körper. Oft ist die Ursache ein Magen-Darm-Infekt, aber auch eine Lungenentzündung oder eine Mandelentzündung können Erbrechen auslösen. Schwerwiegende Ursachen, wie eine Vergiftung oder eine Erkrankung im Gehirn sind zum Glück sehr selten.

SCHNELLE HILFE BEI ERBRECHEN

Erbricht dein Kind im Liegen, nimm es mit dem Gesicht nach unten hoch. Spüle deinem Kind nach dem Brechen den Mund aus, damit es den üblen Geschmack loswird. Ein kühler Waschlappen auf der Stirn hilft gegen die Übelkeit.

Sollte sich dein Kind mehrmals übergeben, musst du darauf achten, dass es genügend trinkt. Wasser oder Tee schluckweise oder von einem Teelöffel zu Beginn. Bleibt die Flüssigkeit drin, kannst du nach einer halben Stunde auch halbvolle Gläser hinstellen. Falls dein Kind wieder Hunger und Appetit hat, gib ihm etwas zu essen. Zwing dein Kind nur nicht, denn es ist wichtiger, dass die Flüssigkeit im Kind bleibt. Häufig bringt es nichts, Medikamente zu geben. Das schlechte Essen oder die Viren müssen alle raus, damit es deinem Kind besser geht.

DANN BRAUCHST DU ÄRZTLICHE HILFE

- Dein Kind ist noch ein kleiner Säugling und erbricht sich über 4 Stunden. → sofort
- Dein Kind erbricht sich nach einem Sturz oder Kopfstoß. → sofort, ggf. Notruf wählen
- Dein Kind verweigert das Trinken und wird zunehmend schlapper. → sofort
- Dein Kind erbricht mehrmals morgens im Bett oder in der Nacht ohne Anzeichen für einen Magen-Darm-Infekt. → sofort

Falls dein Kind unter schlimmer Übelkeit und anhaltendem Erbrechen leidet, können manchmal Medikamente gegen Übelkeit verabreicht werden. Diese sind für Säuglinge aber nicht mehr empfohlen. Sie können nämlich bei Babys und kleinen Kleinkindern schwere Nebenwirkungen verursachen.

Häufiges oder schmerzhaftes Wasserlassen

Hat dein Kind häufiger nasse Windeln, weint beim Pinkeln oder klagt über Schmerzen beim oder nach dem Wasserlassen, kann es sich um eine **Bakterieninfektion der Harnwege** handeln. Nur selten stecken Viren oder Pilze dahinter. Als Harnwege bezeichnet man Blase, Harnröhre, Harnleiter und die Nieren. Ist nur die Blase entzündet, hat dein Kind kein Fieber. Die Entzündung kann dazu führen, dass der Urin deines Kindes plötzlich komisch riecht oder ungewöhnlich verfärbt ist. Bei kleinen Babys kann sich so ein Infekt auch nur mit Fieber und Durchfall bemerkbar machen. Ein Harnwegsinfekt ist **nicht ansteckend**. Falls dein Kind Anzeichen einer Blasenentzündung hat, solltest du schnell reagieren und mit ihm zum Arzt /zur Ärztin gehen. Ein Antibiotikum und bei Bedarf Fiebermittel bekämpfen die Bakterien schnell. Gib deinem Kind zusätzlich viel zu trinken. Dadurch werden die Bakterien rausgespült. Manchmal können sich auch die Nieren mit entzünden.

Solche **Nierenbeckenentzündungen** können, wenn sie öfter auftreten oder besonders schwer sind, kleine Narben auf der Niere hinterlassen. Bei einer Nierenbeckenentzündung geht es den Kleinen meist deutlich schlechter und eine Behandlung im Krankenhaus kann nötig werden. Zum Glück sind bleibende Nierenschäden dank guter Behandlung nur eine Seltenheit. Sollte dein Kind immer wieder Blasenentzündungen oder Nierenbeckenentzündungen haben, muss man eine angeborene Störung ausschließen. Meist handelt es sich dabei nur um ein „undichtes Ventil" zwischen Blase und Niere. Der Urin deines Kindes kann dann von der Blase zurück zu den Nieren fließen und dort Keime einschleppen. Diese Undichtigkeit verwächst sich meistens. Solange dies jedoch nicht der Fall ist, braucht dein Kind Antibiotika für die Nieren, die in kleinen Mengen regelmäßig eingenommen werden müssen, damit die Bakterien keine Chance haben. Nur selten ist eine Operation nötig.

WIE KANNST DU EINE BLASENENTZÜNDUNG VERHINDERN?

Gestillte Kinder haben auch nach dem Abstillen ein reduziertes Risiko für Blasenentzündungen. Außerdem kannst du durch eine ausreichende Trinkmenge vorbeugen. Beim Stuhlgang immer von vorne nach hinten abwischen, Verstopfungen behandeln und Unterkühlung, z. B. durch Sitzen auf einem kalten Steinboden, vermeiden.

Würmer im Bauch

Auch, wenn der Gedanke an Würmern für viele ein Graus ist, keine Panik! Meist verläuft der Wurmbefall völlig problemlos und kann gut behandelt werden. Häufig sind es Madenwürmer, seltener Band- und Spulwürmer. Die Kinder stecken sich über kontaminiertes Wasser, Lebensmittel oder Gegenstände an.

Neben starkem Juckreiz am Po kann so ein Wurmbefall auch Appetitlosigkeit, Bauchschmerzen, Gewichtsabnahme oder allgemeines Unwohlsein auslösen. Manchmal kann man den Befall auch direkt im Stuhl sehen, dann meist als weißer beweglicher Wurm mit 2–3 Millimeter Länge. Sollte der Verdacht bestehen, erfolgt ein einfacher Test. Ein Stück Tesastreifen, das vor dem Aufstehen auf den After und dann auf einen Objektträger für das Mikroskop geklebt wird, zeigt den Wurmbefall. Denn die Würmer legen in der Nacht die kleinen Wurmeier dort ab.

Mit Wurmtabletten oder einem speziellen Saft können die Würmer meist schnell vertrieben werden. Aber Vorsicht: Da die Madenwürmer einen starken Juckreiz auslösen, kratzen sich die Kinder viel am Po. Mit der Kratzhand können die Wurmeier schnell im Haus verteilt werden. Manchmal muss deshalb auch die ganze Familie „entwurmt“ werden.

HAUT

Die Haut ist das größte Organ des Menschen. Wusstest du das? Dein Kind kann über die Haut kommunizieren, sie schützt seinen gesamten Körper, reguliert seinen Wärme- und Wasserhaushalt und vieles mehr. In diesem Kapitel erfährst du alles Wissenswerte rund um die gesunde Haut deines Kindes und was du tun kannst, wenn die Haut „krank" ist.

Die gesunde Haut

Die Haut ist unsere Barriere zur Außenwelt. Sie besteht aus drei Schichten. In der Oberhaut befinden sich hauptsächlich Hornhautzellen, welche sich nach außen abschilfern und so die Haut erneuern. Darunter liegt die Lederhaut, bestehend aus Bindegewebe. Diese Schicht hält die Haut zusammen. In ihr verlaufen die Blutgefäße zur Temperaturregulation sowie die Talgdrüsen, welche für die nötige Rückfettung der Oberhaut verantwortlich sind. In der Unterhaut finden sich dann noch Fett- und Bindegewebe sowie Nervenzellen für den Tastsinn und die Wahrnehmung von Wärme und Kälte. Neben diesen Funktionen schützt die Haut auch noch vor Sonneneinstrahlung, produziert Vitamin D und vieles mehr.

Die Haut unterliegt ständig Einflüssen aus der Umwelt. Viele Hauterscheinungen sind Reaktionen auf Reize wie Wärme, Kälte, Trockenheit und Ähnliches. Auch Viren, Bakterien und Pilze können die Haut beeinflussen. Auf der Haut lebt eine ganze Mannschaft von solchen

Mikroorganismen, das sogenannte Mikrobiom. Dieses sorgt zum Beispiel für den richtigen pH-Wert der Haut und schützt natürlich vor krankmachenden Mikroorganismen. Heute weiß man, dass diese „Wohngemeinschaft" bei bestimmten Hauterkrankungen (zum Beispiel Neurodermitis oder Psoriasis) gestört ist. Deshalb solltest du von Geburt an dafür sorgen, dass der natürliche Schutzmantel der Haut nicht durch zu viel oder falsche Pflege zerstört wird. Im Übrigen ist die Haut eines Babys anders als die eines Erwachsenen, deshalb sollten Pflegeprodukte verwendet werden, die auf die Bedürfnisse der zarten Kinderhaut zugeschnitten sind. **Prinzipiell gilt: Weniger ist mehr!**

Die Pflege der gesunden Haut

Die meisten Kinder haben von Natur aus eine gesunde und geschmeidige Haut. Um das aufrecht zu erhalten, musst du gar nicht viel tun. Es ist völlig ausreichend, täglich eine sogenannte Katzenwäsche mit klarem Wasser durchzuführen (also Gesicht, Hände und Genitalbereich). Vergiss die Hautfalten nicht (hinter den Ohren, unter den Achseln), hier kann es durch Schwitzen oder Schmutzreste schnell zu Rötungen kommen.

Baden oder Duschen reicht einmal in der Woche mit klarem, nicht zu warmem Wasser. Bei starken Verschmutzungen kann ein mildes Shampoo verwendet werden (Duft- und Konservierungsstoffe haben darin nichts zu suchen). Fertig! Vermeide nach Möglichkeit Feuchttücher jeglicher Art, denn diese enthalten Stoffe, welche den natürlichen Hautschutz zerstören können. Außerdem produzierst du damit jede Menge Müll!

Kinder mit sehr trockener Haut sollten mit einer rückfettenden Pflegecreme regelmäßig eingecremt werden, da trockene Haut anfälliger für Erkrankungen ist. Diese sollte natürlich auch frei von Duft- und Konservierungsstoffen sein. Das Gesicht ist gerade bei niedrigen Temperaturen sehr empfindlich. Hierfür gibt es Wind- und Wettercremes oder rückfettende Salben mit wenig Wasseranteil, sie schützen die Haut vor zu starker Austrocknung und Kälteschäden.

SONNENSCHUTZ

Im Sommer ist ein Sonnenschutz absolut erforderlich. Da die Haut von Kindern dünner ist als die Erwachsener und Schadstoffe viel leichter eindringen können, sind auch hier spezielle Kinderprodukte nötig.

Für das 1. Lebensjahr gilt:

Meide direkte Sonneneinstrahlung! Es gibt inzwischen sehr gute Sonnenschutzsegel für Kinderwägen oder Babyschalen mit UV-Schutz. Die Kinder sollten im Schatten sein und die Sonnenstrahlung in der Mittagszeit komplett gemieden werden.

Sonnencremes sind im 1. Lebensjahr nicht zu empfehlen, da die enthaltenen chemischen Filter über die Haut aufgenommen werden können und bislang nicht geklärt ist, ob dies zu Schäden führen kann.

Wenn trotzdem ein Sonnenschutz nötig ist, dann achte auf sogenannte mineralische Sonnencremes, diese enthalten Zinkoxid oder Titaniumdioxid und liegen als weiße Creme auf der Haut. Diese Filter werden nicht in dem Maße aufgenommen wie chemische Filter.

Größere Kinder benötigen gerade zu Beginn der Sommersaison einen guten Sonnenschutz.

Auch hier gilt: Vermeide die Mittagssonne! Textiler Lichtschutz und Aufenthalt im Schatten sind am besten. Aber gerade exponierte Hautstellen wie Ohren, Nacken, Gesicht und alle nicht mit UV-Kleidung bedeckten Hautstellen sollten mit einem Sonnenschutz eingecremt werden. Wir empfehlen Lichtschutzfaktor 50+ für sonnige Tage. Er sollte wasserfest sein, besser Creme als Gel und frei von Duft- und Konservierungsstoffen. Natürlich sollte der Schutz vor dem Sonnenkontakt und in ausreichender Menge aufgetragen werden.

Jeder Sonnenbrand erhöht das Hautkrebsrisiko im Alter!

Sollte es doch einmal zu einem Sonnenbrand kommen: Kühle die Haut deines Kindes mit feuchten Umschlägen und gib ihm viel zu trinken, denn bei Sonnenbrand verliert der Körper viel Wasser.

Die kranke Haut

Hauterkrankungen sind häufig auf den ersten Blick sichtbar und beunruhigen dich deshalb. Oft sind sie jedoch unproblematisch und mit einfachen Mitteln behandelbar.

Die Haut deines Kindes unterliegt von Geburt an vielen Einflüssen und verändert sich bereits in den ersten Tagen, oft sichtbar. Dies ist in aller Regel völlig normal. In den folgenden Kapiteln werden wir auf die häufigsten Hauterkrankungen eingehen.

Neugeborenenakne & Co.

In den ersten Tagen nach der Geburt eines Babys kommt es häufig vor, dass sich **die Haut „schält"**. Wenn es dem Baby sonst gut geht, bleib entspannt. Nach ein paar Tagen hat dein Baby wieder eine zarte Haut. Sollte die Haut jedoch weiterhin schuppig sein, ist dies ein Fall für den Kinderarzt/die Kinderärztin.

Ein paar Wochen später verändert sich die Haut erneut und du entdeckst vielleicht im Gesicht kleine Pickelchen, oft auch verbunden mit geröteter Haut. Diese sogenannte **Neugeborenenakne** entsteht aufgrund der hormonellen Veränderungen in den ersten Wochen und ist vollkommen harmlos. Warte einfach etwas ab, du wirst sehen, es heilt komplett ab und danach schaut die zarte Haut wieder aus wie vorher.

Bei einigen Babys entstehen an der Kopfhaut nach ein paar Wochen kleine Schuppen. Solange die Haut unter den Schuppen normal aussieht, ist dieser sogenannte **Milchschorf** harmlos und muss nicht behandelt werden. Sollte die Haut darunter gerötet oder gar nässend sein, geh mit deinem Baby zum Kinderarzt/zur Kinderärztin. Oft reicht eine Pflege der betroffenen Haut mit einer einfachen Pflegelotion aus.

WAS TUN BEI MILCHSCHORF

Nimm vor dem nächsten Badetag deines Babys ein bisschen Oliven- oder Mandelöl und massiere es sanft in die Schuppen ein. Anschließend kannst du die Schuppen während des Badens vorsichtig mit einem milden Babyshampoo und einer weichen Bürste lösen.

Wunder Po oder Pilzinfektion?

Der Windelbereich ist besonders anfällig für Rötungen an der Haut. Das liegt daran, dass die Haut dort stets feucht ist und der Stuhlgang noch zusätzlich reizen kann. Regelmäßiges Wechseln der Windeln hilft am besten gegen einen wunden Po.

Solltest du dennoch mal einen roten Popo beim Windelwechseln vorfinden, lass erst einmal Luft dran. Meist reicht eine Wundschutzsalbe mit Zink zur Pflege für ein paar Tage aus.

Lediglich bei Rötungen mit Schuppenbildung, meist an weißen Punkten zu erkennen, kann eine Pilzinfektion dahinterstecken. Aber keine Sorge, auch die kann gut behandelt werden und ist bei Säuglingen recht häufig. Wenn du dir unsicher bist, hole dir ärztlichen Rat. Der Arzt/die Ärztin entscheidet dann, ob eine spezielle Salbe gegen Pilze erforderlich ist. (Wirkstoffe sind zum Beispiel Nystatin oder Miconazol.) In der normalen Windelsalbe sollten diese Stoffe nicht enthalten sein, um keine Pilze zu fördern, die Abwehrmechanismen dagegen entwickeln.

GESUNDE HAUT IM WINDELBEREICH

Vermeide Feuchttücher! Am besten lässt du den Po nur kurz an der Luft trocknen, bevor du eine neue Windel dranmachst. Im Urin deines Babys ist Harnstoff, dieser schützt die Haut auf ganz natürliche Weise vor zu starker Austrocknung und damit auch vor Entzündungen. Mit einem Feuchttuch würdest du diesen Schutz einfach wegwischen. Auch das große Geschäft kann einfach mit einem trockenen Tuch abgewischt werden. Sollten dennoch irgendwo Reste kleben, nimm ein bisschen Wasser und wisch sie weg. Hartnäckige Stuhlreste lassen sich mit etwas Mandelöl gut entfernen.

Tipp für unterwegs: Ein nasser Waschlappen in einer kleinen Box ist ein guter Ersatz für teure Feuchttücher.

Neurodermitis

Mit Zunahme der allergischen Erkrankungen kommt es bei Kindern leider auch vermehrt zum Auftreten der Neurodermitis. Diese nicht ansteckende Hauterkrankung betrifft etwa 13 % aller Kinder und ist damit die häufigste chronische Erkrankung im Kindesalter. Sind einer oder beide Elternteile mit allergischen Erkrankungen vorbelastet, ist das Risiko für die Entstehung der Neurodermitis bei deren Kindern deutlich erhöht. Nur etwa ein Drittel der Betroffenen leidet auch im Erwachsenenalter noch an Symptomen. Die gute Nachricht ist also, dass ein großer Teil der erkrankten Kinder als Erwachsener keine Probleme mehr mit der Haut hat. Und keine Sorge: Viele Kinder haben nur eine milde Neurodermitis, welche mit einfachen Mitteln gut behandelbar ist.

Zunächst einmal ist die Neurodermitis eine reine Hautbarrierestörung. Bei den betroffenen Kindern ist das Hauptproblem der im Vergleich zu gesunder Haut erhöhte Wasserverlust. Die Folgen sind eine zu trockene Haut und Entzündungen, also rote Hautstellen. Die Erkrankung beginnt oft im Alter von 3–4 Monaten.

Pflege bei Hautbarrierestörungen

- Bei Babys sind häufig als erstes die Wangen betroffen. Hier wirkt die Haut zunächst rot und „gespannt". Pflege diese Rötungen zunächst mit einer Creme für trockene Haut.
- Auch die Halsfalte ist oft rot, hier sammelt sich die Nässe vom Sabbern und Schwitzen und es kommt wenig Luft an die Haut. Versuche auch hier, die Haut mit einer Creme zu pflegen.
- Tagsüber kannst du zum Schutz vor der Nässe eine zinkhaltige Pflege auftragen. Diese schützt die Haut, aber trocknet auch aus.
- Deshalb abends unbedingt nochmals mit einer Creme für eine ausreichende Rückfettung sorgen.

Sollte dein Baby weiter Hautprobleme haben, gehe mit ihm zum Kinderarzt/zur Kinderärztin, er/sie wird dich weiter beraten.

Warum kann man die Haut nicht einfach so lassen, wenn sie rot ist?

Im Verlauf können über die entzündeten Hautstellen durch Kontakt mit allergieauslösenden Stoffen Sensibilisierungen und später auch Allergien entstehen. Deshalb ist es wichtig, bei ersten Anzeichen einer Hautbarrierestörung zu reagieren. Aber keine Sorge, sehr oft reicht schon eine Pflege der Haut mit einer rückfettenden Lotion oder Creme aus. Diese sollte jedoch möglichst frei von Duft- und Konservierungsstoffen sein.

Je nach Schwere der Erkrankung erfolgt die Therapie nach einem Stufenschema:

- In der grünen Stufe sollte die gesamte Haut deines Kindes zweimal täglich mit einer sogenannten Basistherapie, also einer reinen Pflege, gecremt werden.

- Bei geröteten Stellen und damit der gelben Stufe können dann spezielle Wirkstoffe zum Einsatz kommen. Dies ist ein Fall für den/die Kinder- oder Hautarzt/-ärztin.

RICHTIGE PFLEGEPRODUKTE

Achte darauf, dass die Cremes keine Duft- und Konservierungsstoffe enthalten. Auch natürliche Inhaltsstoffe wie zum Beispiel Kamille, Milch und Weizen haben in der Pflege allergiegefährdeter Kinder nichts zu suchen. Unter 3 Jahren sollte zudem kein Harnstoff (Urea) in den Produkten sein, da dies zu Brennen oder zusätzlicher Rötung der Haut führen kann. Als Orientierung kannst du auf das DAAB-Zeichen (Deutscher Allergie- und Asthmabund) auf den Produkten achten. In Apotheken oder in der Kinderarztpraxis gibt es häufig Probepackungen – frag einfach mal nach!

Lotion, Creme oder Salbe? Das hängt von Zustand der Haut ab. Lotionen haben einen hohen Wasser- und geringen Fettanteil. Sie entziehen der Haut mehr Wasser und trocknen sie aus. Meist ist eine Creme (höherer Fettanteil) erforderlich. Bei sehr trockener Haut kann auch eine Salbe (noch höherer Fettanteil) nötig sein.

Prinzipiell gilt: Vermeide zu langen Wasserkontakt. Baden ist erlaubt, aber nicht zu lange (10 Minuten bei maximal 35 °C Wassertemperatur), im Anschluss daran eincremen nicht vergessen. Lass dein Kind nicht zu sehr schwitzen, denn auch diese Nässe führt zu Hautverschlechterung. Achte auf luftige Kleidung, welche nicht kratzt, zum Beispiel Baumwolle.

Zusätzlich klagen die Betroffenen oft über juckende Haut. Dies kannst du aber erst bei älteren Säuglingen und Kleinkindern beobachten. Am wichtigsten ist dann die regelmäßige Basistherapie mit einer rückfettenden Pflegecreme. Dadurch linderst du den Juckreiz und hilfst der Haut, ihre natürliche Schutzfunktion wiederherzustellen.

SCHNELLE HILFE GEGEN JUCKREIZ

Das beste Mittel gegen juckende Haut ist das Kühlen, denn Kälte unterbricht tatsächlich den Juckreiz. Stell einfach einen Teil der Creme in den Kühlschrank – wenn es juckt, kannst du deinem Kind beibringen, dass die kühle Pflege hilft. Auch ein Kühlpad oder ein „Zauberstein" (Gegenstände haben bei Zimmertemperatur auch einen kühlenden Effekt) können schnell Abhilfe schaffen. Kratzen sollte vermieden werden, dafür kannst du deinem Kind Alternativen wie Reiben oder Klopfen auf der juckenden Stelle anbieten.

Im Zusammenhang mit Neurodermitis kommt oft ziemlich schnell die Frage nach auslösenden Nahrungsmitteln. Aber keine Sorge, lediglich ein Drittel der Kinder mit einer schweren Neurodermitis hat tatsächlich Nahrungsmittelallergien. Diese reagieren in der Regel auf ein oder zwei Nahrungsmittel. Und die meisten Nahrungsmittelallergien verlieren sich nach zwei bis drei Jahren zum Glück auch wieder. Der beste Schutz vor Nahrungsmittelallergien ist der Schutz der Hautbarriere durch Pflege und die Einführung der Beikost und damit auch der möglichen Allergene mit 4–6 Monaten. (➔ Ernährung)

Schuppenflechte (Psoriasis)

Die Schuppenflechte ist eine genetische Erkrankung, das heißt, die Anlage wird von den Eltern an die Kinder weitergegeben. Ob eine Erkrankung dann im Laufe des Lebens ausbricht oder nicht, hängt von vielen weiteren Faktoren (zum Beispiel Infektionen, Medikamente, Lebensstil) ab. Die gute Nachricht ist also, dass nicht jedes Kind mit der Veranlagung dazu auch eine Schuppenflechte bekommt.

Die Schuppenflechte ist gerade im Kindesalter sehr unterschiedlich im Aussehen. Das typische Bild zeigt scharf abgegrenzte rote Flecken mit Schuppenbildung und ausgeprägtem Juckreiz. Aber gerade bei

Kindern sehen wir oft untypische Formen. Häufig wird die Diagnose erst bei älteren Kindern gestellt.

Auch bei der Schuppenflechte gilt: Versuche, die natürliche Hautbarriere zu schützen, indem zu häufiger Wasserkontakt und schädigende Pflegemittel gemieden werden. Es gelten die ähnlichen Pflegeempfehlungen wie bei Neurodermitis. Eine Basistherapie mit einer rückfettenden Creme sollte täglich durchgeführt werden. Für die Problemstellen kommen dann spezielle Wirkstoffe wie Harnstoff oder Salicylsäure zum Einsatz. Die Schuppenflechte ist nicht heilbar, jedoch mit der richtigen Therapie gut behandelbar.

Und noch mehr Ausschlag

Kinder sind bekanntlich oft krank – Husten, Schnupfen, Durchfall. Die meisten dieser Erkrankungen sind durch Viren verursacht und leider toben sich diese Viren bei vielen Kindern auch in der Haut aus. Solltest du bei deinem Kind nach einer schon durchgestandenen Infektion plötzlich einen Ausschlag sehen, dein Kind ist aber fit, dann keine Panik. Oft beginnen diese Ausschläge im Bereich des Oberkörpers, der Arme oder Beine. Es zeigen sich rote Flecken, die beim Draufdrücken kurz verschwinden. Diese sogenannten Virusausschläge sind nicht ansteckend und völlig harmlos. Nach ein paar Tagen ist der Spuk vorüber.

Ausschläge können auch wie Brennnesselstiche aussehen und stark jucken, die sogenannte Nesselsucht. Hier hilft Kühlen am besten. Vermeide warme Bäder und Schwitzen, denn das verstärkt die Ausschläge. Sollte der Juckreiz zu stark sein, kann dir dein Kinderarzt/deine Kinderärztin ein Medikament gegen Juckreiz verordnen.

DANN BRAUCHST DU ÄRZTLICHE HILFE

- Dein Kind ist krank, hat Fieber und einen unklaren Hautausschlag, der sich nicht wegdrücken lässt. → sofort
- Dein Kind ist krank, hat Fieber und einen Ausschlag mit Bläschen. → zeitnah am gleichen Tag
- Dein Kind ist fit, hat aber immer wieder trockene oder rote Hautstellen. → Plantermin
- Dein Kind ist fit, hat aber einen Ausschlag. → Du kannst ein paar Tage abwarten, ob er von allein verschwindet. Sonst: Plantermin

Viren, Bakterien & Co.

Warzen und Dellwarzen

Dellwarzen, oder auch **Mollusken** genannt, sind eine harmlose Virusinfektion der Haut und kommen oft im Kindergartenalter vor. Kinder mit trockener Haut oder Neurodermitis stecken sich häufiger an. Es handelt sich um kleine, meist hautfarbene Papeln mit einer Delle in der Mitte. Drücke sie auf keinen Fall aus, denn dann entleert sich ein weißlich-gelbliches Sekret mit Tausenden von Viren, die dann weitere Warzen verursachen können. Sind es wenige Warzen, dann lass sie einfach in Ruhe. Sorge nur dafür, dass die restliche Haut nicht zu trocken ist. Die Warzen fallen von allein in den nächsten Monaten ab. Sollten es sehr viele sein, besteht die Möglichkeit, sie mit einem scharfen Löffel auszuschälen oder sie zum Beispiel mit Kryotherapie zu entfernen. Dies muss jedoch mit örtlicher Betäubung erfolgen. Auch dann können wieder neue Warzen entstehen. Also am besten abwarten und Ruhe bewahren! Den direkten Kontakt zu den Warzen solltest du auf jeden Fall vermeiden, da sie sehr ansteckend sind. Am besten benutzt jedes Familienmitglied sein eigenes Handtuch und ihr meidet das gemeinsame Baden so lange, bis alle Warzen abgefallen sind.

Eine weitere Virusinfektion sind **Dornwarzen**, zumeist an den Fußsohlen. Diese treten eher ab dem Schulkindalter auf. Auch sie werden durch Schmierinfektion, vor allem in Gemeinschaftseinrichtungen, wie zum Beispiel Schwimmbädern, übertragen. Am häufigsten findest du sie an den Fußsohlen oder den Händen. Diese Warzen sind ebenfalls harmlos und verschwinden mit der Zeit von selbst. Um eine Ansteckung zu vermeiden, sollten die Füße immer trocken gehalten werden, ein täglicher Sockenwechsel erfolgen und trockene Füße regelmäßig mit einer rückfettenden Fuß-Creme gepflegt werden. Manchmal können die Warzen unangenehm schmerzen, dann können sie mit zum Beispiel Salizylsäure oder Kryotherapie behandelt werden. Auch hier gilt, der Kontakt zu den Warzen sollte vermieden werden, da sonst weitere Warzen entstehen können.

Impetigo contagiosa (Borkenflechte)

Die Borkenflechte ist eine bakterielle Hauterkrankung. Staphylokokken oder Streptokokken sind die Übeltäter. Sie verursachen vor allem bei Kindern im Schulalter Entzündungen der Haut, zumeist im Gesicht oder an den Händen. Typischerweise zeigen sich eitergefüllte Bläschen und honiggelbe Krusten (wie Cornflakes aussehend). Bei einigen Kindern kann Fieber oder ein allgemeines Krankheitsgefühl dabei sein. Ausschläge dieser Art gehören auf jeden Fall schnell beim Kinderarzt/bei der Kinderärztin vorgestellt, da die Erkrankung hoch ansteckend ist und die Therapie umso erfolgreicher, je eher sie beginnt.

Wenn die betroffenen Stellen noch sehr klein sind, ist eine örtliche Therapie oft ausreichend. Bei Allgemeinsymptomen oder größeren Ausschlägen braucht dein Kind ein Antibiotikum, um die Bakterien zu besiegen.

Ekzema herpeticatum

Dies ist eine seltene Erkrankung, welche durch Viren verursacht wird. Sie betrifft hauptsächlich Kinder mit Neurodermitis, da hier die Hautbarriere anfälliger für Viruserkrankungen ist. Das typische Bild sind kleine, mit wässrigem Inhalt gefüllte Bläschen auf geröteter Haut. Es finden sich immer mehrere Bläschen in einer Gruppe. Wenn die Bläschen platzen, sieht die Stelle fast wie „ausgestanzt“ aus. Oft haben die Kinder Fieber und sind krank. Je kleiner die Kinder, desto gefährlicher ist die Erkrankung. Deshalb solltest du bei wässrigen Bläschen auf der Haut zügig einen Kinderarzt aufsuchen.

Läuse

Ja, auch diese kleine Tierchen sollten Eltern bekannt sein. Und nein, ein Befall hat in der Regel nichts mit Hygiene zu tun! Und nein, sie sind auch nicht gefährlich! Also bitte Ruhe bewahren.

Diese Übeltäter gehören zu den Parasiten, das heißt, sie brauchen den Menschen zum Überleben. Sie werden durch engen Kontakt von Mensch zu Mensch übertragen. Aber keine Angst, sie springen nicht! Am häufigsten sehen wir Kopfläuse bei Kindern im Kindergartenalter. Sie verursachen einen starken Juckreiz am behaarten Kopf und bedingt durch den Juckreiz häufig auch Schlafstörungen. Wenn sich dein Kind also plötzlich ständig den Kopf kratzt, dann schau doch mal nach. Zu sehen sind kleine weißgraue Nissen, also die Eier der Laus. Sie kleben an den Haaren etwa einen Zentimeter von der Kopfhaut entfernt. Nicht zu verwechseln mit den normalen Kopfschuppen, diese lassen sich einfach aus den Haaren kämmen. Oft sieht man auch die etwa drei Millimeter großen Läuse, sie verstecken sich am liebsten hinter den Ohren oder im Nackenbereich.

KOPFLÄUSE BEHANDELN

Solltest du bei deinem Kind Läuse oder Nissen entdecken, hol dir am besten einen Läusekamm und ein gutes Läusemittel aus der Apotheke (sie enthalten entweder Dimeticon oder Pemethrin) und sind frei verkäuflich. Ein paar Präparate können auch zu Lasten der gesetzlichen Krankenkasse verordnet werden, hierzu ist dann jedoch ein Arztbesuch erforderlich. Verwende die Produkte immer genau nach Packungsanleitung, da die Einwirkzeiten von Präparat zu Präparat sehr stark variieren. Nach 8–10 Tagen sollte die Behandlung wiederholt werden, um sicherzugehen, dass alle Läuse erwischt worden. Bis Tag 14 sollte zudem etwa alle 4 Tage das feuchte Haar mit einem Läusekamm ausgekämmt werden. Es empfiehlt sich, die Bett- und Leibwäsche zu wechseln und genutzte Haarbürsten oder Haarspangen einmalig in heißer Seifenlösung zu waschen. Die Familienangehörigen im gleichen Haushalt sollten zudem auf Kopfläuse untersucht werden. Wird dein Kind in einer Gemeinschaftseinrichtung betreut, so muss auch dort Bescheid gegeben werden.

Es gibt neben den Kopfläusen noch andere Vertreter, welche zum Beispiel die Wimpern oder andere behaarte Stellen befallen. Auch diese sind harmlos, sollten aber richtig behandelt werden.

Krätze

Ein weiterer, nicht gefährlicher Parasit, der sich bei uns Menschen angesiedelt hat, ist die Krätzmilbe. Auch er wird durch direkten Haut-zu-Haut-Kontakt übertragen. Die Milben sind jedoch sehr langsam, sodass ein Kontakt über mehrere Minuten zur Übertragung erforderlich ist. Meist beginnt die Erkrankung zwischen den Fingern und Zehen, unter den Achseln oder in der Leistengegend. Dort finden sich juckende, längliche Knötchen mit kleinen Bläschen an einem Ende. Der Juckreiz ist vor allem in der Nacht sehr ausgeprägt. Später bildet sich dann an verschiedenen Stellen ein Hautekzem. Behandelt wird diese Erkrankung mit einer permethrinhaltigen Creme. Auch diese Erkrankung muss bei Betreuung des Kindes in Gemeinschaftseinrichtungen gemeldet werden. Die Leib- und Bettwäsche sollte gewechselt werden. Weitere Infos zu notwendigen Umgebungsmaßnahmen findest du unter ww.rki.de.

Insektenstiche

Mücken, Grasmilben, und und und. Alle können stechen oder beißen und dann juckt es. In der Regel sind Insektenstiche unproblematisch. Gegen den Juckreiz hilft Kühlen. Kühlende Gele mit juckreizlindernden Wirkstoffen gehören im Sommer zur Reiseapotheke dazu. Vorbeugen kann man den Stichen durch lange Kleidung und Insektenschutzgitter zum Beispiel über dem Kinderwagen. Sogenannte Insektenschutzsprays sollten bei Babys und kleinen Kindern nicht angewendet werden, da auch hier zu viele der Inhaltsstoffe über die Haut aufgenommen werden.

Manche Menschen reagieren allergisch auf zum Beispiel Wespen- oder Bienenstiche. Was du dann tun solltest erfährst du im Kapitel → Notfälle → Insektenstiche.

Kontaktekzeme

Auch der bloße Kontakt zu Insekten oder Pflanzen kann Hautprobleme verursachen. Erinnerst du dich an den letzten Brennnesselkontakt? Manche Raupen zum Beispiel besitzen Brennhaare, nach Kontakt mit der Haut können Rötungen und Quaddeln oder Bläschen entstehen. Meist helfen kühle Umschläge ausreichend. Sollte das Ekzem länger bestehen oder größer werden, können eine kortisonhaltige Creme und ein Mittel gegen Juckreiz nötig sein.

Übrigens können solche Kontaktekzeme auf alle möglichen Stoffe entstehen: Duftstoffe, Metalle (Ohrringe, Hosenknöpfe), Kosmetika, Henna-Tattoos und vieles mehr.

Also achtet immer darauf, was die Haut deines Kindes berührt. Weniger ist mehr!

Zecken

Es gibt immer mehr Zecken in Deutschland. Sie können verschiedene Krankheiten übertragen. Die bei uns häufigsten sind die FSME (→ Impfungen) und die Borreliose.

Solltest du eine Zecke an deinem Kind entdecken, benötigst du am besten eine Pinzette. Falls du dich leichter damit tust, kannst du auch eine Zeckenkarte oder Zeckenzange verwenden. Mit dieser greifst du die Zecke möglichst nah an der Haut und ziehst sie gerade heraus. Manche Zecken beißen sehr fest und du musst etwas Geduld haben, bis sie loslassen. Idealerweise ist jetzt die komplette Zecke entfernt, manchmal bleibt aber noch ein Rest hängen. Keine Sorge, es handelt sich dann meist nur um harmloses Beißwerkzeug (das kann übrigens auch dem erfahrenen Arzt oder der Ärztin passieren). Desinfiziere die Stelle mit Octenisept und beobachte sie in den nächsten Wochen. Sollte sich eine ringförmige Rötung mit Abblassung in der Mitte bilden oder eine andere wandernde Hautrötung, sollte das Kind zum Arzt/zur Ärztin. Diese sogenannte Wanderröte ist das erste Zeichen einer Borreliose und muss antibiotisch behandelt werden.

ANGEBORENE FEHLBILDUNGEN UND GENE

Genetische Fehlbildungen sind bis auf wenige Ausnahmen äußerst selten. In diesem Kapitel erfährst du, warum sie entstehen und welche etwas häufiger auftreten.

Genetik light

Keine Familie ist ganz ohne genetische Risiken. Die Kombination verschiedener Genvarianten macht einen dadurch für die eine oder andere Erkrankung empfänglicher. Es ist gut, wenn dir das bewusst ist, denn dann kannst du schon früh gegensteuern.

FETTSTOFFWECHSELSTÖRUNG ALS WICHTIGES BEISPIEL

Kommen in deiner Familie gehäuft Schlaganfälle und Herzprobleme vor, vielleicht noch in jüngeren Jahren, liegt der Verdacht auf eine genetische Veranlagung zu frühzeitigem Gefäßverschluss nahe. Dann solltest du den Fettstoffwechsel deines Kindes bereits vor der Einschulung untersuchen lassen. Eine möglichst frühe Beeinflussung kann wichtig sein (Lebensstil, Therapie).

Die sehr seltenen Erkrankungen, die auf einem einzelnen fehlerhaften Gen beruhen, gehören in die Hand von Spezialist/-innen. Dazu zählen etwa die Stoffwechselkrankheiten, die im Neugeborenenscreening erfasst werden, Bindegewebserkrankungen oder schwer verlaufende angeborene Herzrhythmusstörungen.

Ist ein ganzes Chromosom zu viel oder zu wenig vorhanden, spricht man von Chromosomenfehlern. Diese treten bei 1 von 500 lebensfähigen Kindern auf. Tatsächlich entstehen sie viel häufiger, führen aber bereits sehr früh in der Schwangerschaft zu einem natürlichen Abbruch.

Der bekannteste Chromosomenfehler führt zum Down-Syndrom (Trisomie 21). Hier liegt das Chromosom Nummer 21 dreifach vor. Weil die Kinder eine schwere Entwicklungsstörung und Organfehlbildungen aufweisen können, stehen mittlerweile viele Untersuchungsmöglichkeiten zur Verfügung, um eine Trisomie 21 in der Schwangerschaft zu erkennen.

Der Großteil der Fehlbildungen von Organen lässt sich derzeit aber nicht einem einzelnen Gen oder einer Ursache zuordnen. Man muss sie in den meisten Fällen als eine unglückliche „Laune der Natur“ sehen.

WOHER KOMMEN GENETISCHE FEHLBILDUNGEN?

Genetische Fehler können von der Mutter oder vom Vater vererbt sein. Kennt man das Risiko, kann man entsprechende Diagnostik durchführen lassen, in Einzelfällen auch in den Zellen des ungeborenen Kindes.

In den meisten Fällen entstehen die Fehler aber zufällig und ohne erkennbare Ursache während der Zellteilung. Niemand ist schuld oder verantwortlich dafür.

Dasselbe gilt auch für Organfehlbildungen. Wir wissen zwar, dass bestimmte Infektionen oder Röntgenstrahlen im ersten Schwangerschaftsdrittel das Risiko für Fehlbildungen erhöhen. Die allermeisten Fehlbildungen treten jedoch ohne jede erkennbare Schwangerschaftsstörung auf.

Organfehler

Nieren und Harnwege

Am häufigsten treten Fehlbildungen an den Nieren und Harnwegen auf. Das Spektrum ist groß: von harmlosen Zysten bis zum Aufstau des Urinflusses, der rasch operiert werden muss. Weil eine frühe Erkennung unangenehme Folgen verhindern kann, wird deinem Kind heute ein Ultraschallscreening der Nieren und Harnwege im 3. Lebensmonat angeboten. Bei den meisten Fehlern ist aber die Beobachtung über die weitere Entwicklung ausreichend.

Bewegungsapparat und Hüfte

Eine der häufigsten angeborenen Fehlbildungen ist die Fehlstellung der Hüfte (Hüftdysplasie). Sie muss so früh wie möglich erkannt werden, weil ansonsten eine aufwendige operative Therapie und bleibende Probleme drohen. Bei rascher Diagnose reicht dagegen oft die Anwendung einer wenig belastenden Schiene für einige Wochen. Zur Erkennung solltest du das Ultraschallscreening der Hüfte bis zur 6. Lebenswoche wahrnehmen.

Herz und Gefäße

Herzfehler und Fehler der wichtigen Gefäße betreffen etwa 1 % der Kinder. Auch hier sind die allermeisten Fehler harmlos und mit einem normalen Leben vereinbar. Nur sehr wenige Herzfehler benötigen einen Eingriff. Noch seltener besteht die Notwendigkeit einer Behandlung bereits im Neugeborenenalter. Dies erfolgt in spezialisierten Kliniken.

Wenn du oder dein Arzt/deine Ärztin den Verdacht haben (z. B. aufgrund typischer Symptome wie schlechte Belastbarkeit, schwaches Trinken, Herzgeräusch, bläuliche Hautverfärbung), kann ein einfacher Herzultraschall die Sorge meist ausräumen.

Gehirn und Rückenmark

Gehirn- und Nervenfehlbildungen sind sehr selten. Sie gehen oft einher mit Entwicklungsproblemen. Diese gehören deshalb in die Hand spezialisierter Zentren.

Der offene Rückenmarkskanal trat früher vor allem bei Mangel an Folsäure in der Schwangerschaft auf. Dies ist selten geworden, seit zur routinemäßigen Schwangerenversorgung auch die Verordnung von Folsäure gehört.

Magen-Darm-Trakt

Schwere Fehlbildungen wie eine nicht durchgehende Speiseröhre oder ein Verschluss des Anus sind sehr selten. Sie werden bei Geburt erkannt und erfordern oft eine rasche Operation.

Weniger schwerwiegende Fehler können auch noch später auffallen. Bei Essstörung und Erbrechen in den ersten Lebenswochen muss an eine Verengung des Magen-Darm-Kanals gedacht werden, bei Verstopfungsneigung an eine Verengung des Anus.

Atemwege

Abgesehen von seltenen schweren Fehlbildungen der Atemwege, die sofort bei der Geburt behandelt werden müssen, sind Fehlbildungen der Atemwege sehr selten.

Meist werden sie erkannt durch Husten sowie Häufung von Bronchitis und Lungenentzündung – manchmal bereits ab dem frühen Säuglingsalter.

CHRONISCH KRANKES KIND ODER BEHINDERTES KIND

Mit der Diagnose einer chronischen Erkrankung oder einer Behinderung deines Kindes steht dein Leben sicher kopf. Wenn es plötzlich anders kommt, als du es dir gedacht hast, kann dich das ganz schön aus der Bahn werfen. Viele Eltern finden einen Weg, um gut mit der neuen Situation umzugehen. Das wird auch dir gelingen!

Manche Babys kommen schon behindert oder krank zur Welt. Andere werden erst im Laufe ihres Lebens krank. Es gibt viele Ursachen und auch viele Ausprägungen. Manche Kinder sind stärker betroffen und andere nicht. Für dich als Elternteil ist das nicht leicht zu verkraften. Neben Angst und Sorgen um die Zukunft können auch Enttäuschung und Trauer entstehen. Dies sind zunächst normale Reaktionen. Niemand will für sein Kind die Krankheitskarte ziehen, wenn es die Option auf ein Leben mit völliger Gesundheit gäbe. Sich das einzugestehen ist sicher der erste Schritt, um mit der neuen Situation fertigzuwerden. Der Kontakt mit anderen Betroffenen kann ebenfalls helfen. **Circa 10 % aller Kinder sind von einer chronischen Erkrankung betroffen.** Im Austausch mit anderen werden eigene Ängste und Sorgen schnell kleiner. Auf der Webseite von **Kindernetzwerk e.V.** oder im Buch „Eltern-Selbsthilfegruppen – Wer hilft weiter?“ (Hrsg. von Raimund Schmid, Schmidt-Römhild, 2009) findest du eine Sammlung von vielen bundesweiten Selbsthilfegruppen für Eltern.

Die Geburt eines kranken Kindes

Mit dem Beginn der Schwangerschaft machen sich Eltern schon Gedanken darüber, wie das Kind wohl aussehen wird und wie es sich entwickelt. Hast du nun in der Schwangerschaft erfahren, dass bei deinem Kind eine Fehlbildung oder eine Behinderung vorliegen könnte, bricht oftmals eine Welt zusammen.

Nach der Geburt ist die Freude zwar da, doch nicht selten ist diese von so großen Ängsten begleitet, dass du ganz vergisst: Dein Kind ist endlich da und die Kennenlernzeit beginnt! Nimm dir kurz Zeit und freue dich, dass dein Leben von nun an um einen weiteren wunderbaren Menschen bereichert wurde. Auch bei Risikogeburten versuchen die Gynäkolog/-innen und die Kinderärzte/-ärztinnen einen Schmusemoment im Kreißsaal zu organisieren, damit du deinem Kind nahe sein kannst. Manchmal geht es nicht, weil dein Kind gleich behandelt werden muss, dies ist aber zum Glück eine Seltenheit. Manchen Kindern sieht man die Behinderung gleich an, andere Kinder wirken völlig unauffällig. Meistens sind die Eltern vom Moment der Geburt an von ihrem Kind gefesselt, egal, wie „anders“ es aussehen mag. Besprich das Thema auch mit den Geschwistern. Je offener du im Umgang damit bist, desto besser geht auch dein Umfeld damit um. Wenn du Unterstützung oder Tipps dafür brauchst, stehen dir erfahrene Leute in der Klinik zur Seite.

Wenn dein Kind nach der Geburt nicht bei dir sein kann, weil es in einer Kinderklinik behandelt werden muss, wird die Situation gefühlstechnisch noch schwerer. Wichtig ist, dass du eine Beziehung zu deinem Kind aufbaust. Dies ist nicht immer leicht. Wenn du dein Kind nicht bei dir hast oder auf den Arm nehmen kannst, fehlt euch wichtige Kennenlernzeit. Vielleicht kannst du dafür sorgen, dass du bei deinem Kind bleiben kannst. Nutze jede Gelegenheit für Körperkontakt, denn dadurch kannst du deinem Kind nah sein. Lerne es mit all seinen Besonderheiten kennen, denn meistens sind es doch die großen Unbekannten, die einem Angst machen. Für Eltern behinderter Kinder gibt es eine Vielzahl von Selbsthilfegruppen. Diese kannst du zum Beispiel nutzen, um eine Vorstellung von der Zukunft zu bekommen. Zu sehen, dass sich viele Kinder trotzdem zu wunderbaren Persönlichkeiten entwickeln und ein glückliches Leben führen, hilft. Zusätzlich gibt es viele Hilfen, die dir und deinem Kind zustehen. Hierüber wirst du nach der Diagnose informiert. Auch ergibt vielleicht eine frühe psychologische Betreuung Sinn, um die Erkrankung zu verarbeiten.

WAHRNEHMUNG DEINES KRANKEN KINDES

Akzeptiere, dass dein Kind nach der Geburt nicht deinen Erwartungen und Wünschen entspricht. Mach dir aber auch bewusst, dass sich dein Kind nicht „anders" fühlt.

Gerade bei Kindern, die bereits von Geburt an mit einer Behinderung aufwachsen, ist es immer wieder erstaunlich, was für Fertigkeiten die Kleinen entwickeln. Dank guter Versorgung mit Hilfsmitteln, die euch auch zu Hause entlasten, ist der Alltag meist gut zu schaffen. Trotzdem wird es immer Tage geben, an denen du mit deinem Schicksal und dem deines Kindes haderst. Auch das ist normal. Niemand möchte, dass sein Kind sich durch den Alltag kämpfen muss. Doch frag dich auch immer: Empfinde nur ich das als Kampf oder kämpft mein Kind wirklich? Manchmal sind die vermeintlichen Schwierigkeiten für die Kleinen, die es anders gar nicht kennen, keine große Sache. Mit der Zeit wird euer „besonderes" Kind zunehmend selbstständiger und entwickelt sich weiter. Achte hier auf psychische Auffälligkeiten. Zieht dein Kind sich zurück oder bekommt es Angstattacken vor Arztbesuchen, ist eine kinder- und jugendpsychiatrische Behandlung empfohlen. Hier kann man zum Beispiel bei großen Ängsten vor bestimmten Untersuchungen oder notwendigen Eingriffen mit einer alters- und entwicklungsgerechten Aufklärung viel bewirken.

Man kann den Eingriff dann auch in einem Rollenspiel durchgehen und Entspannungsübungen lernen, damit unangenehme Prozeduren ihren Schrecken verlieren.

OFFENER UMGANG MIT DER BEHINDERUNG

Gerade nach der Geburt oder in der Schwangerschaft empfehlen wir einen offenen Umgang mit der Behinderung deines Kindes. Eure Familie und eure engen Freund/-innen können ruhig wissen, wieso du vielleicht nicht so entspannt durch die Schwangerschaft gehst. Wenn Geschwister in der Familie sind, sprich an, wieso du manchmal besorgt und vielleicht auch traurig bist. Organisiert euch ein Hilfs-Netzwerk aus Familie und Freund/-innen. Vor allem, wenn euch ein längerer Klinikaufenthalt bevorsteht, sind Gesprächspartner/-innen oder ein Spaziergang im Park einfach Gold wert. Kümmere dich auch um die Versorgung der Geschwister, wenn nötig.

Ganz wichtig ist uns auch: **Holt euch alle Hilfe, die ihr bekommen könnt.** Ob Pflegedienst, eine Freundin, die den Einkauf übernehmen will, oder Opa, der mit den Geschwistern ins Schwimmbad geht. Jede Hilfe entlastet euch und hilft euch, Energie zu tanken. Der Alltag mit einem behinderten Kind ist für alle eine Herausforderung. Schau daher auch, dass es den Geschwistern gut geht. Manchmal sind diese sehr belastet und können das nicht äußern. Sie sind oft sensibel und nehmen deine Anspannung und dein Stresslevel wahr. Sie wollen meist nicht zusätzlich zur Last fallen. Eine psychologische Familientherapie oder -begleitung ist sicherlich bei schwer kranken Kindern angebracht, damit Probleme gar nicht erst entstehen. **Das ist kein Zeichen von Schwäche, sondern ein Zeichen dafür, dass ihr auf einander achtgebt.** Woran du zum Beispiel erkennen kannst, ob dein Kind belastet ist, kannst du im Kapitel → Mein Kind hat etwas Schlimmes erlebt nachlesen.

Chronische Erkrankungen

Eine Erkrankung wird chronisch genannt, wenn sie länger oder lebenslang besteht. Die chronischen Erkrankungen kann man nicht heilen, aber meistens doch gut behandeln. Manche können sich sogar verwachsen. Die häufigsten chronischen Erkrankungen im Kindesalter sind Allergien, Erkrankungen der Atemwege, Erkrankungen der Haut, chronische Darmentzündungen, Diabetes mellitus, angeborene Herzfehler, Epilepsie und ADHS. Viele dieser Erkrankungen sind dir schon in den anderen Kapiteln zu den jeweiligen Organsystemen begegnet.

Diabetes mellitus Typ 1

Anders als beim Alterszucker hat der Diabetes im Kindesalter nichts mit falscher Ernährung oder mangelnder Bewegung zu tun. Du hast nichts falsch gemacht! Beim Diabetes mellitus Typ 1 – der Zuckerkrankheit – im Kindes- und Jugendalter wendet sich die Abwehr des Körpers gegen die eigenen Körperzellen. In diesem Fall werden die Zellen, die in der Bauchspeicheldrüse das Insulin bilden, zerstört. Dies geschieht plötzlich und eine genaue Ursache ist bisher nicht bekannt. Das Hormon Insulin wird im Körper dringend benötigt. Es ist der Schlüssel für jede Zelle zur Aufnahme von Zucker. Gelangt kein Zucker in die Zelle, kann diese keine Energie gewinnen. Dieser durch Unterversorgung hervorgerufene Energiemangel kann nicht lange ausgeglichen werden. Der Zuckergehalt im Blut steigt, da die Zellen den Zucker, den der Körper durch die Mahlzeiten zu sich nimmt, nicht aufnehmen können. Diesen Zuckerstau versucht der Körper über die Nieren aufzulösen. Ab einem bestimmten Blutzuckerwert wird also Zucker im Urin ausgeschieden. Hierbei verliert der Körper jedoch viel Wasser. Die Krankheitszeichen treten dann plötzlich und meist aus dem Nichts auf.

TYPISCHE KRANKHEITSZEICHEN BEI DIABETES

Die Kinder fallen meist mit übermäßigem Durst oder häufigem Wasserlassen (auch erneutes Einnässen in der Nacht) auf. Außerdem nehmen sie durch die schlechte Energieversorgung an Gewicht ab, obwohl sie meist gut essen. Wenn die Kinder müde und schlapp sind, sollte man dann schnell zum Kinderarzt.

Bei der Erkrankung kommt es zu einem **absoluten Insulinmangel**. Weder durch Änderungen in der Ernährung noch durch Sport wird dieser Mangel behoben. Insulin muss her, damit die Zellen ihren Zucker bekommen. Die gute Nachricht ist: Insulin kann verabreicht werden. Die weniger gute Nachricht ist: **Es muss gespritzt werden – lebenslang und mehrmals täglich.** Der Blutzuckergehalt muss ebenfalls mehrfach täglich durch einen Fingerpiks oder über einen Sensor am Körper – dieser wird mit einer Nadel unter die Haut geschoben – kontrolliert werden. Durch immer dünner werdende Nadel, immer bessere Insuline und viele technische Möglichkeiten (Insulinpumpen) hat sich die Behandlung weiterentwickelt.

Nach Diagnosestellung werden du und dein Kind zu Diabetesspezialist/-innen ausgebildet. Die „Spritzenangst" ist meist rasch überwunden und auch die Blutzuckermessungen werden schnell zur neuen Normalität. Je nach Alter und Insulinbedarf gibt es zwei Therapiemöglichkeiten. Die Spritzentherapie und die Pumpentherapie. Beide Therapieformen haben ihre Vor- und Nachteile. Ein kompetentes und gut aufgebautes Netz aus Diabetesärzten und -ärztinnen, Diabetesberater/-innen, Ernährungsberater/-innen und Psycholog/-innen stehen an eurer Seite. Ihr seid mit der Behandlung nicht allein – **rund 32 000 Kinder und Jugendliche sind in Deutschland betroffen.** Über diverse Organisationen und Initiativen sind Hilfen und der direkte Kontakt mit anderen betroffenen Familien und Kindern möglich.

GOOD TO KNOW

Mit Diabetes ist ein „normales" Leben möglich, genauso wie der Besuch von Kindergarten, Schule und Hort. Dein Kind kann mit Diabetes alt werden. Die Sorgen um dein Kind bleiben, die Angst wird aber weniger.

Chronische Darmentzündungen

Die beiden Erkrankungen, die unter dem Hauptbegriff „chronische Darmentzündung" zusammengefasst werden, heißen **Colitis ulcerosa** und **Morbus Crohn**. Beide Erkrankungen machen eine Dauerentzündung in unterschiedlichen Teilen des Darms.

Beide Krankheiten können **schubweise** verlaufen, das heißt, dass es auch Ruhephasen geben kann, in denen es deinem Kind gut geht. Ist der Darm entzündet, kann das sehr wehtun und auch dazu führen, dass dein Kind nachts vor Schmerzen wach wird. Dein Kind kann häufigen Stuhlgang oder sogar Durchfall mit Blutauflagerung bekommen. Viel häufiger sieht man aber, dass das Kind nicht mehr richtig wächst oder nicht rechtzeitig in die Pubertät kommt. Durch die chronische Entzündung im Darm kann dieser das Essen nicht mehr richtig verwerten und nur wenig Nährstoffe aufnehmen. Hierdurch kommt es zu einem Mangel, den man dann am fehlenden oder verzögerten Wachstum der Kinder bemerkt. Schön wäre natürlich, wenn man die Erkrankung vor dem Mangel entdeckt und behandelt. Deshalb sollte man bei Kindern hellhörig werden, die immer wieder glaubhaft Bauchschmerzen haben und sich von diesen auch nicht mehr ablenken lassen. Auch Kinder, die in der Nacht vor Bauchweh wach werden, solltest du dem Kinderarzt/der Kinderärztin vorstellen.

WANN IST ES KEIN „NORMALER“ DURCHFALL MEHR?

Sollte dein Kind immer wiederkehrenden Durchfall haben, der länger als 10–20 Tage geht, und/oder Bauchschmerzen, die es auch nachts wecken, dann lass das bitte abklären. Blut auf dem Stuhlgang, kleine Schleimhautrisse am Po oder dein Kind wächst nicht mehr entlang der Wachstumskurve im gelben Heft? Hier muss eine chronische Darmentzündung ausgeschlossen werden.

Besteht bei deinem Kind der Verdacht auf eine chronische Darmentzündung, wird zunächst eine Stuhlprobe genommen. Ist diese auffällig, werden eine Blutuntersuchung, ein Ultraschall vom Bauch und dann eine Darmspiegelung durchgeführt. Manchmal müssen dann noch weitere Untersuchungen erfolgen. Ist die Diagnose gestellt, erfolgt eine **schnelle und gute Behandlung.** Die Entzündung sollte schnell abheilen und der Nährstoffmangel enden. Welche Medikamente dein Kind hierfür benötigt, werden euch die behandelnden Ärzte/Ärztinnen sagen. Hier gibt es unterschiedliche Medikamente und Kombinationen, je nach betroffenem Bereich und Schwere der Entzündung. Gut ist, dass sich heute viele Kinder durch eine gut durchgeführte Behandlung **unauffällig entwickeln.** Dies ist ein großer Fortschritt der letzten Jahre. Ein gutes Netz aus Selbsthilfegruppen ist durch die vielen betroffenen Menschen ebenfalls vorhanden. Circa **55 000 Kinder und Jugendliche** sind von der Erkrankung betroffen. Ihr findet sicher eine Familie, mit der ihr euch gut versteht und austauschen könnt.

Epilepsie – Krampfanfälle

Bei einer Epilepsie handelt es sich um eine Erkrankung des Nervensystems (Gehirn). Sie tritt bei 1 von 2 000 Kindern auf. Die Krampfanfälle entstehen durch eine unkontrollierte elektrische Entladung in den Nerven. Je nachdem, welche Bereiche im Kopf betroffen sind, kann so ein Krampfanfall manchmal nur ein Armzucken sein oder aber das Vollbild eines epileptischen Anfalls zeigen. Hierbei ist das Kind nicht mehr ansprechbar, liegt meist am Boden und macht den Körper steif. Dabei beobachten kann man häufig auch Zuckungen von Arm und Beinen und Speichel, der aus dem Mund läuft. Manchmal kann der Mund auch blutig aussehen, dann hat sich das Kind auf die Zunge gebissen. Das heilt schnell wieder. Meistens kann das Kind den Urin nicht halten und die Hose wird nass. Krampfanfälle dauern in der Regel nur wenige Sekunden oder Minuten. Dennoch fühlt es sich für die Eltern und alle Beobachter/-innen immer wie eine Ewigkeit an. Versuche deshalb, auf die Uhr zu schauen. Ein Status Epilepticus (besonders großer Anfall) dauert länger als 20 Minuten, ist aber eher selten.

WANN IST EIN KRAMPFANFALL KEINE EPILEPSIE?

Tritt ein Krampfanfall in Kombination mit Fieber oder einer anderen Erkrankung auf, z. B. einer Hirnblutung, handelt es sich nicht um eine Epilepsie. Im Kindesalter viel häufiger ist der Fieberkrampf. Dies macht dein Kind nicht zum Epileptiker!

5 % aller Menschen erleiden einen einzigen Krampfanfall in ihrem Leben und dann nie wieder. Auch diese werden nicht als Epileptiker/-innen behandelt.

Sollte dein Kind einen Krampfanfall erleiden, wird dich das erste Ereignis sicher schockieren. Gerade wenn der Krampfanfall den ganzen Körper betrifft und vielleicht auch noch mehrere Minuten geht, kann das sehr bedrohlich aussehen. Wie du mit so einer Notfallsituation umgehst, kannst du ausführlich in unserem Notfallkapitel nachlesen (→ Notfälle → Krampfanfälle). In erster Linie solltest du versuchen, Ruhe zu bewahren und dir schnell Hilfe holen. **Hat dein Kind einen Krampfanfall, wählst du den Notruf.** Ihr werden dann in die Kinderklinik in eurer Nähe gebracht. Manchmal muss der Krampfanfall durch Medikamente unterbrochen werden. Entweder der Notarzt/die Notärztin oder die Ärzte/Ärztinnen in der Kinderklinik werden dann die passenden Medikamente geben. Im Anschluss ist Ursachenforschung angesagt. Neben einer Blutentnahme werden auch die Hirnströme (EEG) gemessen. Manchmal wird auch ein Bild vom Gehirn gemacht (MRT) oder etwas Hirnwasser zur Untersuchung entnommen. Hier können sich Auffälligkeiten im Gehirn zeigen. Findet sich kein anderer Grund für einen Krampfanfall und hat euer Kind mindestens zweimal gekrampft, wird es auf ein Krampfmedikament eingestellt werden müssen. Dieses muss es täglich einnehmen, um einem erneuten Krampfanfall vorzubeugen. Die meisten Epileptiker/-innen können gut eingestellt werden und entwickeln sich normal. Ein Notfallmedikament, das einen Krampfanfall schnell durchbrechen kann, werdet ihr für zu Hause mitbekommen. Das ist einfach zu verabreichen, auch wenn du maximal aufgeregt bist. Außerdem kann es sicher und meist zuverlässig den Krampf durchbrechen. Dieses Medikament könnt ihr dann auch in KiTa oder Kindergarten hinterlegen. Mit eurem schriftlichen Einverständnis darf das KiTa/Kindergarten-Personal dann auch die Medikamente verabreichen. Manche Einrichtungen fordern zusätzlich ein ärztliches Attest. Dies stellt euch euer Kinderarzt/eure Kinderärztin aus. Vor einem Anfall klagen Kinder manchmal über ein komisches Gefühl und/oder merkwürdige Seh- und Höreindrücke. Man nennt das die „Aura“.

WIE KANN SICH EINE EPILEPSIE NOCH ZEIGEN?

Hat dein Kind immer wieder kurze Bewusstseinspausen, d. h. dass es plötzlich in einer Bewegung wie eingefroren ohne Reaktion verharrt, solltest du dies abklären lassen. Zusammenzucken am gesamten Körper bei Babys ist, wenn es nicht beim Einschlafen oder durch einen Schreck passiert, auch verdächtig. Eigenartige Gesichtszuckungen oder plötzliche Sprechschwierigkeiten können ebenfalls durch einen Krampfanfall entstehen. Manchmal zeigt sich eine Epilepsie auch nur durch eine Störung im Verhalten oder der Intelligenz.

Rheuma

Die **Juvenile idiopathische Arthritis** ist die häufigste Rheumaform im Kindesalter, trotzdem ist sie so selten, dass nur 0,1 % aller Kinder unter 18 Jahren betroffen sind. Es handelt es sich um eine chronische Gelenksentzündung. Das Immunsystem ist fehlgesteuert und richtet sich gegen Bestandteile des eigenen Körpers. Dies führt in den Gelenken dazu, dass Stoffe freigesetzt werden, die die Gelenke zerstören können. Wieso das passiert, weiß leider kein Mensch. Man vermutet, dass Umweltfaktoren und eine genetische Veranlagung die Ursachen sind. Manchmal sind viele Gelenke betroffen, manchmal nur wenige. Über die Schwere der Erkrankung sagt das nichts aus. Die Hälfte der Rheumakinder hat eine Oligoarthritis, das heißt, dass nur wenige Gelenke entzündet sind. Diese Form tritt vor allem bei Kleinkindern auf und befällt am häufigsten ein Knie. Zum Glück sind nur selten andere Organe oder Blutgefäße befallen.

DANN BRAUCHST DU ÄRZTLICHE HILFE

- Dein Kind will plötzlich nur noch getragen werden, obwohl es schon längst gut läuft. → wenn mit starken Schmerzen verbunden sofort, sonst Plantermin
- Dein Kind humpelt oder hinkt plötzlich. → wenn mit starken Schmerzen verbunden sofort, sonst Plantermin
- Die Gelenke deines Kindes sind wärmer, dicker (geschwollen) oder am Morgen steifer als sonst. → Plantermin
- Dein Kind hat nach dem Aufstehen Schmerzen in einem Gelenk. → Plantermin

Falls du glaubst, dein Kind könnte Rheuma haben, kannst du einfach mal die Gelenke hin und her bewegen. Das rechte und das linke Gelenk sollten sich gleich gut bewegen. Schau dir dein Kind dabei genau an. Wenn es das Gesicht verzieht oder sich gegen die Bewegung in einem Gelenk wehrt, solltest du das abklären lassen. Die erste

Anlaufadresse ist dafür natürlich dein Kinderarzt/deine Kinderärztin. Je nach Einschätzung werden dann noch Orthopäd/-innen oder Rheumatolog/-innen hinzugezogen. Da es nicht den einen Test auf Rheuma gibt, muss man manchmal einige Untersuchungen durchführen, um die richtige Diagnose zu stellen. Über die Entzündungswerte im Körper kann man dann aber die „Aktivität" des Rheumas abschätzen. Die Behandlung soll die Entzündung in den Gelenken stoppen, damit diese nicht kaputt gehen. Den Erfolg kann man an den Entzündungswerten sehen. Diese sollten dann nämlich auf normalem Niveau sein. Zum Einsatz kommen entzündungshemmende Medikamente, die auch Schmerzen lindern, wie zum Beispiel Ibuprofen. Nur falls diese nicht helfen, müssen andere Medikamente wie Kortison gegeben werden. Ab hier sollten aber spätestens Ärzte/Ärztinnen übernehmen, die auf Kinderrheuma spezialisiert sind. Begleitet wird eine solche Therapie immer auch von Physiotherapie und/oder Ergotherapie. Die Kinder lernen dort, sich gelenkschonend zu bewegen. Außerdem können Muskelverspannungen gelöst und Gelenke damit geschont werden.

Neurofibromatose Typ 1

Diese Erkrankung zählt zu den genetischen Erkrankungen. Das heißt aber nur, dass sie durch eine bestimmte Veränderung in den Genen ausgelöst wird. Bei 50 % der Kinder ist diese Genveränderung einfach passiert und wurde nicht vererbt. Wenn du selber eine Neurofibromatose hast, hat dein Kind mit einer Wahrscheinlichkeit von 50 % auch eine. Circa 1 von 2 500 Kindern ist betroffen. Ganz typisches Merkmal dieser Erkrankung sind sogenannte **Milchkaffee-Flecken**. Damit sind hellbraune Flecken auf der Haut gemeint, die zwischen zwei Millimetern und mehreren Zentimetern groß sein können. Diese Hauterscheinungen treten bei den Kindern schon in den ersten Lebensmonaten auf. Die Erkrankung kann dazu führen, dass unterschiedliche Tumore an Haut, Nerven, aber auch an den Organen entstehen. Diese sind zwar in der Regel gutartig, können aber die Organe in ihrer Arbeit stören. Nur selten kommt es zu bösen Krebsarten. Manchmal haben diese Kinder auffällige Unterschenkelknochen oder hervortretende Augen.

DANN BRAUCHST DU ÄRZTLICHE HILFE (PLANTERMIN)

- Dein Kind hat sechs oder mehr Milchkaffee-Flecken am Körper.
- Dein Kind hat sommersprossartige Flecken im Windelbereich oder unter den Achseln.
- Dein Kind hat (rote) Knoten unter der Haut.

Besteht bei deinem Kind der Verdacht auf Neurofibromatose, muss es regelmäßig untersucht werden. Hiermit sollen Tumore früh erkannt und bei Bedarf behandelt werden.

Marfan-Syndrom

Diese Erkrankung ist von den sehr seltenen Multisystem-Erkrankungen eine der häufigsten. Es handelt sich um eine Störung im Bau von Bindegewebe. Hierdurch können Augen, Herz, Blutgefäße, Lunge und das Körperwachstum gestört sein, denn hier ist Bindegewebe „verbaut". Die Kinder sind häufig auffallend schlank und groß. Meistens haben sie eher eine schlaffe Körperhaltung. Da die Erkrankungen schwere Probleme an den Augen und an der großen Körperschlagader machen kann, sollte sie früh erkannt werden. Hierfür kann man einen Gentest machen. Falls die Diagnose zutrifft, müssen mindestens einmal pro Jahr ärztliche Kontrollen erfolgen. Die Augen und das Herz müssen genauestens untersucht werden. Falls sich erste Probleme zeigen, kann man so schnell die richtige Behandlung durchführen. Früher wurden die Menschen mit Marfan-Syndrom nur rund 50 Jahre alt. Heute können sie durch die Behandlung ein normales Alter erreichen. Über die **Marfan Hilfe (Deutschland) e.V.** gibt es viele Infomaterialien auch für Kindergarten und Schule. Außerdem finden regelmäßig Treffen statt.

KINDER- UND JUGEND-PSYCHIATRISCHE FRAGEN

Genauso wie es uns angeboren ist, unsere Kinder von Geburt an richtig zu versorgen und zu beschützen, verfügen wir über ein natürliches Gefühl für die seelische und soziale Entwicklung unserer Kinder. Diese alltags-psychologischen Fähigkeiten dürfen wir einsetzten und auch darauf vertrauen. Wir stellen dir in diesem Kapitel psychiatrische Krankheitsbilder vor, die im Baby- und Kleinkindalter vorkommen können. Außerdem erläutern wir allgemeine Begriffe, die mit der Behandlung dieser einhergehen.

Was Therapie und kinder- und jugendpsychiatrische Behandlung eigentlich im Einzelnen bedeuten, ist häufig eher unbekannt. Oft haften psychischen Auffälligkeiten und ihrer Therapie Vorbehalte und Sorgen an. Dabei sind Scham und Schuldgefühle Gründe dafür, erst spät Hilfe anzunehmen, und sie verzögern die Behandlung. Am allerwenigsten geht es bei dieser aber darum, einen „Schuldigen“ zu finden. Vielmehr soll wertschätzend und ohne Vorwürfe direkte Hilfe angeboten werden.

Therapie, Jugendhilfe & Co. – Was ist das eigentlich?

Wenn dein Kind psychische Auffälligkeiten zeigt, dann hast du in der Regel schon mit deinem Kinderarzt/deiner Kinderärztin darüber gesprochen. Diese/-r wird dich dann zu einer kinder- und jugendpsychiatrischen oder kinder- und jugendpsychotherapeutischen Behandlung überweisen. Du kannst dich aber natürlich auch direkt an Kinder- und Jugendpsychiater/-innen wenden. Aufgabe dieser Berufsgruppen sind die Diagnostik und Behandlung von psychischen Erkrankungen.

So funktioniert eine Therapie

Psychische Erkrankungen können nicht mittels Blutabnahme festgestellt werden. Vielmehr macht sich der Behandler/die Behandlerin ein Bild von den Schwierigkeiten und Besonderheiten, die vorliegen. Dabei beginnt er oder sie ganz vorne, nämlich bei der Schwangerschaft, und erfragt viele Details zur Entwicklung deines Kindes. Oft werden Fragebögen und Intelligenztests durchgeführt. Auch die Kinder werden befragt, falls sie schon Auskunft geben können. Dabei orientieren sich alle Kinder- und Jugendpsychiater/-innen an einem Diagnose-Katalog, in dem die genauen Kriterien für jedes Krankheitsbild festgehalten sind.

Eine Therapie wird speziell auf deine Familiensituation und dein Kind abgestimmt. Die Kinder- und jugendpsychiatrische Behandlung setzt sich in fast allen Fällen aus mehreren Bausteinen zusammen. Eine Behandlung wird niemals nur aus Tabletten bestehen.

Zur Behandlung können gehören: Psychotherapie, Ergotherapie, Logopädie, Elternberatung, Jugendhilfemaßnahmen, Psychopharmaka (Medikamente speziell zur Behandlung psychischer Erkrankungen) und Erziehungsberatung.

Behandler/-innen und Therapieformen

Kinder- und Jugendpsychiater/-innen haben Medizin studiert und dann noch eine Spezialisierung vorgenommen. Sie stellen Diagnosen und legen einen Gesamtbehandlungsplan fest. Dabei dürfen sie auch Medikamente verordnen.

Psycholog/-innen haben Psychologie studiert und sich dann dafür entschieden, in einer Klinik oder Praxis zu arbeiten. Sie müssen dafür Praktika absolvieren.

Psychotherapeut/-innen haben eine Psychotherapieausbildung abgeschlossen und können vom Grundberuf neben Ärzten/Ärztinnen auch Psycholog/-innen oder Sozialpädagog/-innen sein. Mit einer abgeschlossenen Psychotherapeutenausbildung darf man Psychotherapie anbieten.

PSYCHOTHERAPIE

Für Kinder und Jugendliche gibt es in Deutschland drei Verfahren, die von der Krankenkasse bezahlt werden. Die Verhaltenstherapie und die tiefenpsychologisch fundierte Therapie. Angeboten wird auch häufig noch die systemische (Familien-)Therapie oder Beratung.

Verhaltenstherapie

Zu Beginn des 20. Jahrhunderts erkannte man, dass man Verhalten mittels Belohnung und Bestrafung aufbauen und löschen kann. Daher formte man in den Anfängen dieser Therapieform sehr strikt nur das Verhalten von Patient/-innen. Heutzutage ist völlig klar, dass Menschen nicht nur ein Verhalten zeigen, sondern dabei natürlich auch etwas denken und fühlen. Deshalb zielt die moderne Verhaltenstherapie vielmehr auf die Bearbeitung der Gefühle und Gedanken hinter einem Verhalten ab.

Methoden sind dabei schon das regelmäßige Aufschreiben von Gefühlen, Gedanken und Verhalten in bestimmten Situationen. Diese „Tagebücher" können dann mit den Therapeut/-innen besprochen werden.

Psychoanalytische und tiefenpsychologisch fundierte Therapie
Hierbei geht es um zugrundeliegende innere Konflikte, deren Ursprung sich meistens in der Entwicklung findet, die dann psychische Auffälligkeiten bedingen. Über beispielsweise Gespräche sollen Gefühle sowie Gedanken- und Handlungsmuster, die mit dem Konflikt einhergehen, erkannt und bearbeitet werden. Der Therapeut/die Therapeutin kann diese dann z. B. dem Patienten/der Patientin zurückmelden, sodass der innere Konflikt bewusst wird und überwunden werden kann.

Systemische Therapie und Beratung
Diese bezieht sich auf das gesamte den Patienten/die Patientin umgebende System. Das sind bei kleinen Kindern vorwiegend die Familie, aber auch weitere Betreuungspersonen. Lösungen werden im Gespräch in Bezug auf eben diese entwickelt.

Jugendamt & Co.

Oft arbeiten Kinder- und Jugendpsychiater/-innen im Rahmen einer Behandlung mit dem Jugendamt zusammen. Dabei geht es in erster Linie darum, sogenannte „ambulante Erziehungshilfen" zu beantragen. Ambulante Hilfe bedeutet, dass eine sozipädagogisch geschulte Person in die Familie kommt und entweder die gesamte Familie berät oder sich speziell auf ein Kind konzentriert. **Keine Sorge, das bedarf natürlich immer deiner Zustimmung.** Häufig kommt dann die Angst bei Eltern auf, dass ihre elterliche Erziehungsfähigkeit infrage gestellt wird. Hierbei geht es aber nicht darum, ein Kind aus der Familie zu nehmen oder gar dir das Sorgerecht zu entziehen.

Außerdem entscheidet das Jugendamt über intensivere Betreuungsmöglichkeiten wie zum Beispiel Betreuung in heilpädagogischen Maßnahmen. Darunter versteht man Tagesstätten mit spezialisierten Kräften zur Unterstützung von Kindern mit Behinderung. Auch die Unterbringung in Wohngruppen mit beispielsweise pädagogischer und/oder therapeutischer Förderung wird vom Jugendamt getragen. In diesem Fall werden die Eltern ebenfalls immer mit in die Entscheidung einbezogen. Über die Gewährung von Hilfen entscheidet die Behörde selbst, sie orientiert sich aber in der Regel an der ärztlichen Empfehlung.

Des Weiteren gibt es das nationale Zentrum der „Frühen Hilfen". Das ist ein Netzwerk unterschiedlicher Fachkräfte in allen Regionen Deutschlands und Österreichs. Auch Südtirol, die Schweiz und Liechtenstein arbeiten an einem flächendeckenden Konzept. Hier können Eltern zu allen Themen von „Schwangerschaft" über „Geburt" bis hin zu „Leben mit Kind" beraten werden.

Selbsthilfegruppen zu vielen Erkrankungen können im Buch "Eltern-Selbsthilfegruppen – Wer hilft weiter?" (Hrsg. von Raimund Schmid, Schmidt-Römhild, 2009) nachgeschlagen werden.

Hilfe, ich glaub, ich hab ein Schreibaby!

Schreien, häufiges nächtliches Erwachen und schlechtes Essen würde man eher als normal bei einem Säugling einstufen. Tatsächlich spricht man aber ab einer gewissen Ausprägung von Störungsbildern. Die betroffenen Familien sind hoch belastet. Schon für Säuglinge gibt es gut funktionierende Therapien, die Eltern und Kind einbeziehen.

Gefühle und ihre Kontrolle

Wenn wir Erwachsene schlechte Laune haben, traurig oder wütend sind, haben wir Strategien entwickelt, um intensive Gefühle im Zaum zu halten. Wir können sie alternativ auch kontrolliert herauslassen. Das hat nicht immer so gut geklappt; du erinnerst dich vielleicht noch an deine Pubertät.

Wenn wir geboren werden, dann sind wir in dieser Hinsicht zwar sehr stark auf unsere Eltern und Bezugspersonen angewiesen, aber auch schon Säuglinge können sich selbst beruhigen. Da wären zum Beispiel der berühmte Daumen oder das Fäustchen im Mund. Außerdem beruhigt es Babys, wenn sie die Füße aneinanderlegen, die Hände über ihrem Brustkorb zusammenführen und sich mit ihrem Händchen am Knie abstützen. Ein kleines Baby ist in den ersten Wochen ganz schön damit beschäftigt, sich an die vielen Umwelteinflüsse anzupassen. Mit deiner Hilfe wird es sich soweit regulieren können, dass es im wachen Zustand aufmerksam schaut. Wenn es müde wird, meldet es sich und lässt sich dann von dir beruhigen.

Was ist eine Regulationsstörung?

Tatsächlich ist es aber gar nicht so selten, dass Babys an sogenannten Regulationsstörungen leiden. Das bedeutet, dass sie es in bestimmten Situationen nicht schaffen, sich „anzupassen“. Das kann zu unstillbaren Schreiattacken, gestörtem Schlaf und Schwierigkeiten beim Füttern führen. Diese Anzeichen treten einzeln oder auch kombiniert auf.

Weil gerade im Säuglingsalter die Entwicklung rasant fortschreitet, ist es nicht ganz einfach, Auffälligkeiten nach starren Kriterien zu beschreiben. Denn natürlich kommen Schreiattacken, unruhiger Schlaf und Probleme beim Füttern auch ganz regulär bei einem Säugling vor. Dass Säuglinge, vor allem zum Trinken, nachts kurz aufwachen, ist normal. Grobe Orientierungen, ab wann man von Auffälligkeiten spricht, findest du aufgelistet in der folgenden Infobox.

SYMPTOME EINER REGULATIONSSTÖRUNG

Unstillbares Schreien:

- mehr als drei Stunden pro Tag
- an mehr als drei Tagen in der Woche
- in einem Zeitraum von drei Wochen.
- Bei vielen dauert dies bis zum 3. Lebensmonat, selten können diese Episoden bis zum 6. Lebensmonat und länger andauern.

Schlafstörungen:

- Das Einschlafen dauert länger als 30 Minuten.
- drei- oder mehrmaliges Erwachen an mindestens vier Nächten in der Woche ohne selbstständiges Wiedereinschlafen.
- Oder nächtliche Wachphasen von mehr als 20 Minuten viermal pro Woche.

Fütterstörungen:

- Das Füttern wird über mehr als einen Monat hinweg als problematisch empfunden
- und/oder es dauert nach dem 4. Lebensmonat länger als 45 Minuten
- und/oder die Pause zwischen den Mahlzeiten ist kürzer als zwei Stunden.

Deine Belastung ist ausschlaggebend

Wenn du dich belastet fühlst oder das Gefühl hast, dass etwas nicht stimmt, dann besprich das mit deinem Kinderarzt/deiner Kinderärztin. Tu das auch, wenn die hier genannten Kriterien nicht alle zutreffen, du dich aber belastet fühlst. Vor allem bei Fütterstörungen ist es wichtig, dein Kind kinderärztlich untersuchen zu lassen und die Gewichtsentwicklung im Auge zu behalten. Außerdem kann dich dein Arzt/deine Ärztin entsprechend für weitere psychiatrische und psychotherapeutische Hilfe überweisen. Gerade unstillbares Schreien und Schlafentzug können enorm psychisch belastend sein und bringen jeden an seine Grenzen. **Schnelle Hilfe** findest du im Netzwerk „Frühe Hilfen", die explizit zu diesen Themen Beratung anbieten.

Die starke Belastung, die durch die Problematik entsteht, führt nicht selten dazu, dass das Vertrauen in die eigenen elterlichen Fähigkeiten verloren geht. Genau das soll in einer Eltern-Kind-Therapie wieder gestärkt werden. Nochmal: Es gibt hier keine Schuldigen! In der Therapie hilft zum Beispiel eine Videoanalyse von Alltagssituationen. Dabei wird geschaut, was gut läuft, wo sich Eltern noch Unterstützung und Beratung wünschen würden und was verändert werden sollte. Daran wird dann gearbeitet.

Mein Kind spricht nicht richtig

Sprachentwicklungsstörungen sind relativ häufig und leicht zu erkennen. Nicht nur bei den U-Untersuchungen fallen Verzögerungen auf, auch die meisten Eltern bemerken, wenn ihr Kind „anders" spricht. Grob unterschieden werden **Sprechstörungen**, die man als Lispeln, Stottern oder Poltern kennt, von **Sprachstörungen**. Die Sprache kann betroffen sein in Hinblick auf den Ausdruck, wobei in der Regel Wörter verständlich ausgesprochen werden, aber beispielsweise der Wortschatz eingeschränkt und/oder die Grammatik falsch ist. Daneben gibt es noch **Störungen des Verstehens von Sprache**. Dabei hören die Kinder normal, können aber Gesprochenem schlechter Sinn entnehmen. Den Verlauf der Sprachentwicklung haben wir im Kapitel → Entwicklung und Vorsorgeuntersuchungen skizziert.

Diagnose und Behandlung

Wenn Schwierigkeiten beim Sprechen oder der Sprache auffallen, ist es wichtig, dass du dich mit deinem Kind beim HNO-Arzt/bei der HNO-Ärztin vorstellst, damit eventuelle Höreinschränkungen zeitnah behandelt werden können. Im Rahmen einer ausführlichen Diagnostik bei einem Kinder- und Jugendpsychiater/einer Kinder- und Jugendpsychiaterin werden weiterführende Tests zur Sprachstandserhebung durchgeführt. Meist geschieht dies in Zusammenarbeit mit Logopäd/-innen.

Wenn dein Kind Probleme beim Sprechen oder in der Sprache hat, sind diese zum großen Teil durch eine erbliche Vorbelastung bedingt. Hier trifft niemanden die Schuld. Eine Förderung sollte so früh wie möglich mittels Logopädie erfolgen. Das ist sehr wichtig, da eine normale Sprache psychischen Folgeproblemen vorbeugt. Ein Kind ist belastet, wenn es sich nicht ausdrücken kann oder nicht versteht, was vor sich geht. Nicht selten führt das zu Wut und Frust.

Mein Kind ist anders – Autismusspektrumsstörungen (ASS)

Autismusspektrumsstörungen (ASS) sind angeboren. Die Kinder brauchen einen besonderen Umgang und besonderes Verständnis. ASS sind bleibende Störungsbilder, können aber heutzutage gut erfasst und je nach Schweregrad mittels verschiedener Therapiebausteine behandelt werden.

Erscheinungsbild
Von einem „Autismusspektrum" spricht man, weil Autismus nicht gleich Autismus ist. Es handelt sich um eine Bandbreite, ein „Spektrum" von Auffälligkeiten, wobei alle Formen sogenannte Kernauffälligkeiten gemeinsam haben.

- Zum einen ist die **Wechselbeziehung zu anderen Menschen**, auch den engsten Bezugspersonen und Eltern, beeinträchtigt. Das kann sich daran zeigen, dass Kinder von sich aus kaum Kontakt zu anderen (Kindern) aufnehmen, keinen Blickkontakt suchen und kein Lächeln zeigen.

- Sprachlich können Kinder mit ASS Entwicklungsverzögerungen zeigen. **Außerdem nutzen Kinder mit ASS Sprache anders**. So bilden manche Kinder ganz eigene Worte oder Bezeichnungen. Häufig wird auch beobachtet, dass Kinder Worte oder ganze Sätze immer wieder wiederholen. Ältere Kinder mit ASS führen kaum wechselseitige Gespräche und die Sprache kann sehr gehoben wirken.
- Die **Veränderungen** bei ASS spiegeln sich auch **im Spielverhalten** der Kinder wider. Oft gibt es Spielzeuge oder Gegenstände, die den Kindern sehr wichtig sind. Sie interessieren sich dabei aber eher für Details und führen immer wieder ähnliche Handlungen damit aus. Gemeint sind ausdauerndes Drehen, Belecken oder Beriechen z. B. von Rädern an Spielzeugautos. Ältere Kinder zeigen wenig Fantasie oder „So tun als ob"-Spiel.
- Zu den Kernauffälligkeiten gehören auch **auffällige motorische Handlungen**. Kinder zeigen sich wiederholende Körperbewegungen mit Pendeln des Kopfes oder wiegen sich hin und her.
- Kinder mit ASS **brauchen viele Rituale** und ihre gewohnte Umgebung. Auf Veränderung können sie sehr heftig reagieren.
- Die Bandbreite reicht von sehr stark eingeschränkten Kindern mit geistiger Behinderung und fehlendem Spracherwerb bis hin zu normal- bis hochintelligenten Kindern mit ausgeprägten Sonderinteressen.

Ursachen

Jede Sekunde stürmen jede Menge Informationen auf uns ein. Wir hören, fühlen Temperatur und Gefühle, sehen, nehmen aber auch wahr, wie wir im Raum stehen, sitzen, liegen. All das verarbeitet unser Gehirn und wir schaffen es trotzdem, uns auf die eine Aufgabe, die wir gerade ausführen wollen, zu konzentrieren. Bei Betroffenen mit ASS liegt eine Wahrnehmungs- und Informationsverarbeitungsstörung im Gehirn vor, ohne dass zum Beispiel das Sehen oder Hören beeinträchtigt sind. Bestimmten Informationen misst das Gehirn zu viel Bedeutung zu, ohne andere Reize zu berücksichtigen.

Verantwortlich für die Entstehung einer ASS ist meist eine erbliche Veranlagung, aber auch Umwelteinflüsse oder eine genetische Erkrankung können zu einer ASS führen.

Immer wieder kursieren Gerüchte, dass verschiedene Impfungen für eine ASS verantwortlich sein könnten. Dies wurde aber wissenschaftlich ausgeschlossen.

Diagnose und Behandlung

Die meisten Eltern von Kindern mit ASS bemerken schon recht früh, dass ihre Kinder anders sind. Bei manchen Kindern gibt es schon im 1. Lebensjahr Auffälligkeiten. Häufig zeigen sich Teile der **Kernauffälligkeiten ab dem 2. Lebensjahr**. Noch sind leider keine eindeutigen Früherkennungsmarker bekannt, die eine ASS schon so früh ausschließen oder sichern könnten. Daher gilt: Wenn du besorgt bist bezüglich der Entwicklung deines Kindes, dann besprich das am besten mit deinem Kinderarzt/deiner Kinderärztin.

Eine ASS betrifft jeden Lebensbereich des Kindes und muss je nach Ausprägung ganz individuell behandelt werden. Eine ausführliche Elternberatung und Aufklärung über den besonderen Bedarf des Kindes ist daher sehr wichtig. Die Familie kann dann aktiv mitentscheiden, welche Hilfen sie benötigt. Diese betreffen in erster Linie das Kind, aber auch die Belastung aller Familienangehöriger darf nicht außer Acht gelassen werden.

So genannte **Autismuskompetenzzentren** gibt es in Bezirken oder in größeren Städten als freiwillige Organisationen. Familien werden hier ausführlich beraten rund um das Thema ASS. Hilfsmöglichkeiten und Selbsthilfegruppen in der Region können erfragt werden. Hier kann man auch Hilfestellung bei behördlichen Anträgen bekommen. Frühförderung, Verhaltenstherapie und manchmal auch Medikamente können Teil der Therapie sein.

Mein Kind macht (noch) in die Hose

Nächtliches Einnässen ist sehr häufig noch mit über 5 Jahren zu finden. Manchmal reichen ein paar Monate Geduld und dann klappt es von selbst. Bestehen Ausscheidungsprobleme fort, gibt es effektive Behandlungsmöglichkeiten.

Wie wird mein Kind sauber und trocken?
Dein Kind kann erst trocken und sauber werden, wenn der entsprechende Bereich in seinem Gehirn reif genug ist, den Entleerungsdrang von Blase und Darm wahrzunehmen. Bei manchen Kindern ist das schon mit 1,5 Jahren der Fall, andere brauchen bis zum 4. Lebensjahr. Dein Kind wird dann beginnen, seinen Harn- und Stuhldrang zu äußern. Unterstütze dein Kind dabei, indem du darauf eingehst und ihm Toilette oder Töpfchen anbietest.

Scheu dich nicht, die Genitalien mit den korrekten anatomischen Begriffen, wie Scheide oder Penis, zu benennen und Fragen des Kindes zum Ausscheidungsvorgang zu beantworten. Für Kinder sind es nur Wörter ohne jeglichen sexualisierten Kontext.

Ab wann muss ich bei meinem Kind genauer hinschauen?
Koten Kinder noch nach dem Alter von 4 Jahren regelmäßig ein spricht man von **Enkopresis** (mehr als einmal im Monat in einem Zeitraum von drei Monaten). Beim Einnässen gilt eine Altersgrenze von 5 Jahren (mehr als einmal im Monat in einem Zeitraum von drei Monaten). Nässt das Kind nur nachts ein, wird dies als **Enuresis nocturna** bezeichnet, nässt das Kind tagsüber ein, als **funktionelle Harninkontinenz**. Alle Ausscheidungsstörungen können auch miteinander kombiniert vorkommen.

Es kann auch vorkommen, dass Kinder schon länger nachts trocken waren und dann wieder entsprechend dieser Kriterien vollständig rückfällig sind.

Wenn du dich und dein Kind hier wiederfindest, wende dich an deinen Kinderarzt/deine Kinderärztin. Er oder sie wird erst überprüfen, ob körperliche Ursachen der Grund dafür sind.

Was passiert bei der Untersuchung?
Dein Kinderarzt/deine Kinderärztin wird dich ausführlich befragen, wann, wo und wie dein Kind in die Hose macht. Meistens sollt ihr dann ein 48-Stunden-Ausscheidungsprotokoll führen, in dem ihr alles genau aufschreibt und auch die Urin- und Trinkmenge angebt. Außerdem wird der Urin untersucht und ein Ultraschall von Blase, Nieren und Bauch gemacht. Manchmal muss genauer hingeschaut werden, indem ein Urologe/eine Urologin (Arzt/Ärztin für Nieren, Harnwege und männliche Geschlechtsorgane) zusätzliche Untersuchungen vornimmt. Beim Einkoten muss immer eine chronische Verstopfung ausgeschlossen werden.

Finden sich keine körperlichen Ursachen, die die Ausscheidungsstörung erklären können, spricht man von einem kinder- und jugendpsychiatrischen Störungsbild. Hat dein Kind noch weitere Schwierigkeiten wie häufige Verweigerung, ausgeprägtes Trotzen oder traurige Stimmung, wird euer Psychiater/eure Psychiaterin darauf eingehen.

Was sind die Ursachen?
Ursächlich beim nächtlichen Einnässen ist eine genetisch bedingte Reifungsverzögerung im Gehirnbereich, der die Blasenentleerung steuert. Diese Form der Ausscheidungsstörung ist am häufigsten. Kinder mit diesem Problem fallen nachts dadurch auf, dass sie sehr tief schlafen. Meistens geht diese Problematik von allein weg.

Etwas komplizierter ist es beim Einnässen tagsüber. Hier gibt es verschiedene Formen. Am häufigsten ist, dass Kinder Urin einhalten, wenn sie gerade einer spannenden Tätigkeit nachgehen. Oft bemerkt man das schon, weil sie zum Beispiel trippeln oder sich in den Schritt fassen. Sie nässen ein, weil sie es nicht rechtzeitig zur Toilette schaffen.

Eine weitere Form sieht so aus, dass die Kinder unter einem plötzlich einsetzenden, sehr starken Harndrang leiden und sie den Weg bis zur Toilette nicht schaffen. Zugrunde liegt eine Funktionsstörung der Blase, die sich schon zusammenzieht, wenn sie noch gar nicht richtig gefüllt ist.

Bei der Enkopresis und dem Einnässen tagsüber sind Kombinationen mit anderen psychischen Problemen häufiger anzutreffen.

Die richtige Behandlung
Bei jeder Form der Ausscheidungsstörung geht es zunächst darum, dir und deinem Kind die Ursachen für die Problematik zu erklären. Kindern kann es sehr helfen, wenn sie erfahren, dass auch andere Kinder Schwierigkeiten haben.

Die Maßnahmen liegen darin, die **Eigenwahrnehmung des Kindes für Harn- und Stuhldrang zu schulen**. Ziel soll sein, dass dein Kind regelmäßig ohne Stress und Angst auf die Toilette geht. Dabei werden Pläne genutzt, mittels derer trockene und „feuchte" Nächte dokumentiert werden. Tagsüber werden „Toilettenschickpläne" mit festen Zeiten genutzt. Außerdem gibt es sogenannte „Klingelmäuse" für nachts. Diese werden im Schritt angelegt und registrieren schon geringe Mengen von Urin. Dann geben sie ein Signal, damit das Kind lernt, bei Harndrang aufzuwachen.

Bei manchen Formen der funktionellen Enuresis ist es notwendig, Medikamente einzusetzen. Außerdem ergibt eine Zusammenarbeit mit einem Kinderurologen/einer Kinderneurologin bei komplizierteren Fällen Sinn.

Ist das noch die Trotzphase?

Dass Kinder sich verweigern, provozieren und schreien gehört zur normalen kindlichen Entwicklung und ist eine große Herausforderung für alle Eltern. Sind Grenzen erreicht, gibt es viele Formen von konkreten und schnellen Hilfen.

Normales Trotzen vs. oppositionelle Störung

Klassischerweise tritt zwischen 2 und 5 Jahren eine „Trotzphase" auf. Das Kind reagiert auf Anweisungen nicht mehr oder verweigert bestimmte Dinge. Dabei geht es nicht darum, sich den Eltern bewusst zu widersetzen. Die Kinder möchten eben gerade nicht die Schuhe anziehen, weil sie ein anderes Ziel verfolgen. Wir Erwachsenen kennen es nicht und das Kind kann uns noch nicht erklären, was es möchte. Im Ergebnis äußert das Kind seinen Unmut mit Nachdruck: weinen, schreien, auf den Boden werfen.

Kleine Kinder verfügen noch nicht über eine „vernünftige" Kontrolle ihrer Handlungen. **Sie reagieren rein lust- und unlustgesteuert**. Kontrollzentren, die Handlungen einbremsen, zum Beispiel weil eine Gefahr droht, sind im Gehirn noch nicht ausgereift.

Ab dem 2. Lebensjahr erlangen Kinder langsam mehr „Kontrolle" über diese emotionalen Ausbrüche und beruhigen sich nach kurzer Zeit des Frustes selbst. Von vorausschauendem Handeln kann aber noch lange nicht die Rede sein. Kinder im Kindergartenalter haben auch keine Vorstellung von Zeit und erst ab 4–6 Jahren kennen sie den Unterschied von „richtig" und „falsch". Bis aber moralische Einsichten und Vorstellungen wie bei einem Erwachsenen vorliegen, dauert es weit bis nach der Pubertät. Mit zunehmender Reife nehmen ausgeprägte Gefühlsausbrüche mit Verweigerung ab.

Intensive Auseinandersetzungen mit deinem Kleinkind sind normal. Da kommt es auch vor, dass man als Erwachsener nicht immer ruhig und gelassen reagiert. Das ruft bei Eltern oftmals ein sehr schlechtes Gewissen hervor. Du bist keine Maschine und es ist okay, echte Gefühle zu zeigen. Sei ein Vorbild für dein Kind und entschuldige dich, wenn du ungerecht warst. Das wird auch dir guttun.

WER KANN HELFEN?

Bestimmte Warnsignale sollten dich wachrütteln: Wenn du merkst, dass du an eine Belastungsgrenze kommst und deinem Kleinkind Wutattacken nur noch übelnimmst, dann solltest du dir Unterstützung holen. Oder du merkst, dass du dein Kind mit üblicher Erziehung nicht erreichst und ihr aus einem Kreislauf aus Verweigern und Bestrafen nicht mehr herauskommt. Vielleicht hast du auch eine entsprechende Rückmeldung aus dem Kindergarten bekommen.

Du kannst auch mit deiner Kinderärztin / deinem Kinderarzt/deiner Kinderärztin reden und dich zu einem Kinder- und Jugendpsychiater/einer Kinder- und Jugendpsychiaterin überweisen lassen oder direkt an eine/-n wenden. Wenn du merkst, dass du nicht mehr auf normale Erziehungsmethoden zurückgreifst, sondern heftig bestrafst mit Worten, Liebesentzug oder Handgreiflichkeiten, dann musst du dir unverzüglich Hilfe holen. Hierzu hast du mehrere Möglichkeiten: Du kannst dich an die Elternhotline der „Frühen Hilfen" wenden, an eine kinder- und jugendpsychiatrische Ambulanz (in der nächstgelegenen Klinik) oder direkt ans Jugendamt.

Ist ein normales Maß an Verweigerung, Streiten und Ablehnung bei deinem Kleinkind überschritten und euer Alltag stark davon beeinträchtigt, kann eine oppositionelle Störung vorliegen. Manche Kinder sind schon im Kleinkindalter zusätzlich übermäßig in ihrem Bewegungsdrang und kaum einzubremsen. Sie können nicht abwarten und wechseln sehr schnell zwischen Tätigkeiten. Dahinter kann eine Aktivitäts- und Aufmerksamkeitsstörung (ADHS) stecken.

ADHS und ADS

Bei kleinen Kindern sind eine kurze Aufmerksamkeitsspanne (Unaufmerksamkeit), starker Bewegungsdrang (Hyperaktivität) und Nichtabwarten-Können (Impulsivität) etwas völlig Normales. Die Fähigkeit zur Kontrolle wird im Laufe der Entwicklung erlernt. Die Abgrenzung zwischen normalem kindlichen Verhalten und Störungsbild ist daher nicht ganz einfach.

DANN BRAUCHST DU PSYCHIATRISCHE HILFE

Dein Kind ...

- zeigt diese Merkmale sehr ausgeprägt,
- eckt immer an,
- wird als „schwieriges" Kind wahrgenommen
- und/oder die ganze Familie leidet.

Hinter dem Begriff ADHS versteckt sich das Aufmerksamkeitsdefizit-/Hyperaktivitätssyndrom. Ohne Hyperaktivität wird es dann ADS genannt. Eine Bedingung, um eine ADHS-Diagnose zu vergeben, ist, dass erste Symptome vor dem Alter von 6 Jahren in verschiedenen Lebensbereichen auftreten. Also beispielsweise zu Hause und in der KiTa. Die Vorgehens- und Behandlungsweise ist bei beiden ähnlich, daher kommt im Folgenden immer nur das Wort ADHS vor.

Diagnose

Kinder- und Jugendpsychiater/-innen klären Auffälligkeiten mittels Befragung von Eltern zur gesamten Entwicklung ab. Gespräche mit Lehrer/-innen und Erzieher/-innen geben Aufschluss über das aktuelle Verhalten. Oft werden auch Fragebögen genutzt. Ein Intelligenztest wird gemacht und andere Probleme, zum Beispiel beim Lesen und/oder Schreiben, abgefragt. Sehr häufig kommt ADHS nämlich in Kombination mit anderen Erkrankungen vor. Am häufigsten sind Lese-Rechtschreibstörungen, oppositionelle Störungen und Tic-Störungen im jüngeren Alter. Seltene körperliche Ursachen für die ADHS-Symptome können mithilfe einer Blutentnahme und einer Untersuchung von Herz und Hirnströmen ausgeschlossen werden.

TIC-STÖRUNG

Am bekanntesten ist der „Blinzel"-Tic als „einfacher" motorischer Tic. Darunter versteht man plötzliche, einschießende Muskelzuckungen, die sich wiederholen. Es gibt auch komplexere Tics wie Hüpfen und Stampfen etc. Werden Geräusch oder Wörter/Sätze ausgestoßen, nennt man das einen vokalen Tic. Am häufigsten treten Tics im Grundschulalter auf. Manchmal zeigen sich motorische Tics aber auch im Vorschulalter. Manche Tics sind nur vorübergehend, nur wenige bleiben.

Auch bekannt ist das **Tourette-Syndrom**, das durch motorische und vokale Tics gekennzeichnet ist. Behandelt werden chronische Fälle mittels Psychotherapie und Medikamenten.

Wenn Tics auftreten, sollte man mögliche andere Erkrankungen durch Kinderärzte/-ärztinnen beziehungsweise Kinderneurolog/-innen ausschließen lassen.

Behandlung der oppositionellen Störung und des ADHS

Kombiniert werden Maßnahmen, die an die Eltern und das Kind adressiert sind. In der Regel hat sich eine ungünstige Wechselbeziehung ergeben, durch die die Probleme aufrechterhalten werden.

Dabei können dir Maßnahmen wie Elterntrainings und Erziehungsberatung helfen, dein Kind besser zu verstehen. Diese finden oft in Gruppen statt. Dort kannst du dich mit anderen Eltern austauschen.

Das hilft! Für das Kind kann eine (Verhaltens-)Therapie nötig sein. Es gilt, die Stärken in der Familie herauszufinden und diese zu fördern. Unterstützungsmöglichkeiten für zu Hause sind in Form von sogenannten ambulanten Hilfen über das Jugendamt möglich. (→ Therapie, Jugendhilfe & Co.)

Medikamente werden in der Regel nicht vor der Einschulung eingesetzt. Ausnahme wäre, dass alle anderen Maßnahmen ausgeschöpft sind und das Kind schwer beeinträchtigt in seiner Teilhabe am normalen Leben ist.

Die genannten Maßnahmen können die Schwierigkeiten bei Verweigerung, Streiten und Schwierigkeiten des Kindes im Zusammenspiel mit anderen Kindern verbessern. Allerdings bewirken sie keine ausreichende Verbesserung der Konzentration, die für den Schulalltag benötigt wird. Auch Hyperaktivität und Impulsivität werden durch eine Verhaltenstherapie meist nicht ausreichend behandelt, damit es im Schulalltag zu keinen Problemen kommt. Sind die genannten Symptome stark ausgeprägt und ist das Kind sehr belastet, sollte die Einnahme eines Medikaments angedacht werden. In Deutschland ist Methylphenidat (bekannt als Ritalin®, Medikinet®, Equasym®) als Medikament zugelassen. Es ist wichtig, sich vierteljährlich beim Behandler/bei der Behandlerin vorzustellen, um Nebenwirkungen früh festzustellen. Zur Not wird auf ein anderes Medikament gewechselt. Bei regelmäßiger Kontrolle und Rücksprache mit dem/der Behandelnden ist die Anwendung des Medikaments aber sicher.

Verlauf

ADHS und oppositionelle Störungen sollte man frühzeitig behandeln, denn man bekommt sie dann gut in den Griff. Vor allem ist es auch wichtig, Folgestörungen vorzubeugen. Viele Kinder sind sehr belastet durch die vielen Streitigkeiten und geraten nicht selten in eine Sündenbockrolle. Das kann dazu führen, dass sie Selbstwertprobleme und Versagensängste entwickeln. Auch können sie zunehmend schwer erreichbar für Erziehungsmaßnahmen werden. Nicht selten „verwachsen“ sich diese Auffälligkeiten mit Unterstützung und zunehmender Reifung des Kindes und spielen im jugendlichen Alter kaum mehr eine Rolle.

Mein Kind hat etwas Schlimmes erlebt

Treten schlimme Ereignisse ein, gerät eine Familie erstmal aus den Fugen und der Alltag ist plötzlich dahin. Nicht in jedem Fall muss aber aus einer psychischen Belastung eine überdauernde psychische Beeinträchtigung werden.

So gerne wir alles Schlechte dieser Welt von unseren Kindern fernhalten wollen, so wenig können wir den Lauf der Dinge beeinflussen. Die Trennung der Eltern, (chronische) Krankheit, der Tod einer geliebten Person oder Gewalterfahrungen führen bei allen Menschen zur Belastung und zu einer Trauerreaktion. Selbstverständlich ist das auch schon bei den Kleinsten der Fall.

Natürlich hängt es vom Entwicklungsstand ab, ob der Inhalt des Ereignisses schon begriffen wird. Die Bedeutung einer Krebserkrankung erschließt sich einem Kleinkind eher nicht, aber es erlebt unmittelbare Beziehungspersonen verändert und belastet. Außerdem bemerkt es, wenn es vermehrt zu Trennungen wegen Krankenhausaufenthalten oder Ähnlichem kommt.

Trauer bei Kindern
Bei Kindern zeigt sich emotionale Belastung nicht immer durch Traurigkeit. Auch Wut, Verweigerung oder Rückfall in frühere Entwicklungsstadien mit erneutem Einnässen oder anderen Verhaltensweisen kommen häufig vor. Das Spielverhalten gibt ebenfalls Auskunft über den Gemütszustand. Zeigen kleine Kinder wenig Interesse und wollen nicht spielen, geht es ihnen definitiv nicht gut.

AB WANN VERSTEHEN KINDER TOD UND STERBEN?

Circa ab dem 7. Lebensjahr können Kinder verstehen, dass eine verstorbene Person unwiederbringlich aus dem Leben gegangen ist.

Etwa um den Eintritt in die weiterführende Schule entwickeln Kinder und Jugendliche dann ein mit Erwachsenen vergleichbares Verständnis für den Tod. Fragen nach dem Verbleib von verstorbenen Personen stellen Kinder schon sehr früh, auch wenn sie das Ereignis Tod an sich nicht begreifen. Auch für sehr kleine Kinder gibt es z. B. Bilderbücher, um Tod und Abschied verständlich zu machen. Darüber sprechen hilft bei der Verarbeitung.

Es ist nicht so selten, dass solche Erlebnisse zu Belastungsreaktionen oder einer posttraumatischen Belastungsstörung (PTBS) führen können. Deshalb gilt: Hol dir und euch früh Hilfe.

Hilfsangebote

Wenn ein belastendes Ereignis in der Familie auftritt, ist es oft sinnvoll, sich Hilfe zu holen. Dabei geht es darum, alle Beteiligten zu stärken und jeder und jedem Raum zu geben, über seine Belastungen zu sprechen. Auch wenn sich keine psychischen Auffälligkeiten zeigen, kann es hilfreich sein, Beratungsangebote anzunehmen.

Wenn du Sorgen hast, dass ihr ein Ereignis nicht gut in der Familie allein lösen könnt oder dein Kind zu sehr belastet ist, dann hol dir Hilfe über die Beratungsstelle des Jugendamtes, deine Kinderarztpraxis oder direkt bei einem Kinder- und Jugendpsychiater/einer Kinder- und Jugendpsychiaterin. Studien haben nämlich gezeigt, dass sehr wichtige schützende Faktoren vor Folgeerkrankungen der familiäre Zusammenhalt und die Bindung zu den Eltern sind. Wenn eine Familie mit guten Strategien eine Krise meistert, stärkt das auch die Kinder.

Wenige Termine oder ein Anruf beim Sorgentelefon können schon reichen, um in einer belastenden Situation wieder klarer zu sehen. Du kannst dich hierfür zum Beispiel an die „Nummer gegen Kummer“ oder an Beratungsstellen des Jugendamtes wenden.

Hier finden du und dein Kind schnelle telefonische Hilfe in emotionalen Ausnahmesituationen

Deutschland	
Nummer gegen Kummer Elterntelefon	08001110550
Nummer gegen Kummer Kinder- und Jugendtelefon	116111
Schweiz	
Sorgentelefon	143
Sorgentelefon für Kinder	0800554210
Österreich	
Telefonseelsorge	142
Rat auf Draht (Kinder und Jugendliche)	114

Geht es um ein Ereignis in Zusammenhang mit Gewalt oder einem Verbrechen, dann kannst du dich rund um die Uhr direkt an die **Polizei und/oder an die Hotline der Kinderschutzambulanzen** wenden. Eine Übersicht der Ambulanzen findest du unter www.dgkim.de/kinderschutzgruppen. Hier wirst du bei Verdacht auf Kindesmisshandlung beraten. Außerdem werden dir die Möglichkeiten zu Untersuchung deines Kindes und damit zur Dokumentation von Verletzungen erklärt.

Speziell bei sexuellem Missbrauch gibt es den Verein **Wildwasser e.V.** Hier findest du auf der Homepage über die Suchfunktion Beratungsstellen in deiner Nähe.

Es gibt sehr gute Therapieprogramme zur Behandlung von längerdauernden Belastungsreaktionen und der PTBS. Dabei geht es darum, das Trauma zu verarbeiten und so im Gedächtnis abzulegen, dass es nicht immer wieder unerwartet „nach oben kommt".

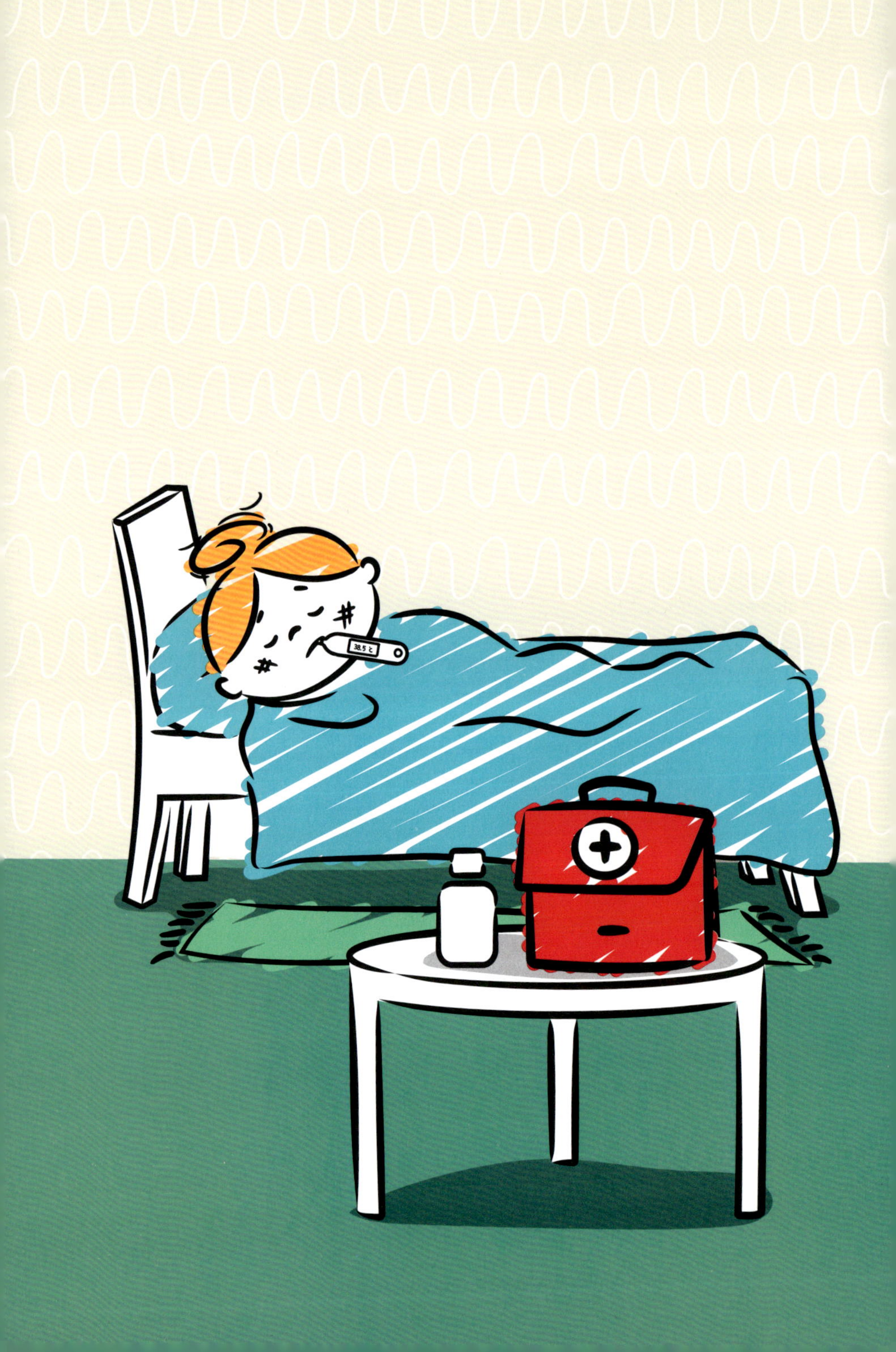
38.5 °C

MEDIKAMENTE UND NOTFÄLLE

Das letzte Kapitel bietet dir Wissen kompakt für die Haus- und Notfallapotheke und Erste-Hilfe-Wissen für die häufigsten Kindernotfälle, damit du im Ernstfall bestmöglich gerüstet bist.

Du findest hier eine Liste der wichtigsten und am häufigsten verschriebenen Medikamente und eine Packliste für die eigene Hausapotheke. Als Kinderärzte/-ärztinnen mit unterschiedlichen Schwerpunkten und Erfahrungen sowohl in der Klink als auch in der niedergelassenen Praxis kennen wir uns mit gesunden und (sehr) kranken Kindern bestens aus – all dieses Wissen haben wir in das Notfall-Kapitel gepackt.

Am besten liest du es dir einmal komplett durch, auch wenn du dir nicht alle Informationen auf einmal merken kannst. Du weißt aber dann schneller, wo du etwas nachschlagen kannst. Du wirst vorbereitet sein und eher einen kühlen Kopf bewahren. Außerdem wirst du die richtigen Schritte einleiten, damit deinem Kind schnell geholfen wird.

Zudem geben wir dir generelle Hinweise zum Umgang mit Medikamenten und erklären dir, warum es ratsam ist, in den meisten Fällen mit deinem Kinderarzt/deiner Kinderärztin Rücksprache zu halten.

Einige Notfälle sind vermeidbar. Deshalb geben wir dir zu guter Letzt einige Tipps zur Vorbeugung an die Hand.

MEDIKAMENTE UND HAUSAPOTHEKE

Wir erklären dir in diesem Kapitel, welche Medikamente zu Hause und im Urlaub immer griffbereit sein sollten. (Aber nur für dich, nicht für dein Kind!) Wir verraten dir, was du bei ihrer Anwendung beachten solltest und wie wir bestimmte Präparate einschätzen.

Medikamente – Grundlagen

Kinder brauchen seltener Medikamente als Erwachsene. Es werden für sie nur solche zugelassen, die an Kindern getestet wurden. Allerdings beantragen die Hersteller/-innen manchmal gar keine Zulassung, da sich der Aufwand für die Firmen meist finanziell nicht lohnt. Dann bleibt oft nur der sogenannte Off-Label-Use, also die Verwendung außerhalb des offiziellen Zulassungsalters. Dies bespricht dann aber der Arzt/die Ärztin, der/die das Rezept ausstellt, mit dir. Denn auch, wenn sie nicht unbedingt für Kinder zugelassen sind, haben wir trotzdem eine Menge Erfahrung mit den einzelnen Medikamenten bei Kindern.

Kein Elternteil gibt Kindern gerne oder leichtfertig Medikamente, schon gar nicht langfristig. Das ist auch gut so. Äußere deshalb im Aufklärungsgespräch alle deine Sorgen und lass dir Fragen ausführlich beantworten, um zusammen mit dem Arzt ein Therapiekonzept zu entwerfen. Dies gilt insbesondere für den Off-Label-Use. Mach dir bewusst, dass es keine doofen Fragen gibt. Nur wer fragt, dem kann geholfen werden. Wir sind dafür da, dir alles genau und für dich verständlich zu erklären. Fordere dieses Gespräch zur Not ein – im Alltagsstress einer Praxis geht das vielleicht manchmal unabsichtlich unter.

Die Zubereitungsform und die Dosierung von Medikamenten für Kinder unterscheiden sich von denen für Erwachsene. Um die Therapie an dein kleines Kind anzupassen, wird ein Medikament meist nach Körpergewicht dosiert. Deshalb muss nach großen Wachstumsschüben auch immer an die Medikamentenanpassung gedacht werden. Gerade, wenn dein Kind die Medikamente jeden Tag braucht. Bei der Zubereitung ist die Saftform ideal, aber auch Zäpfchen oder gemörserte Tabletten kommen infrage.

Wir beschreiben dir hier wichtige Medikamente, die du zu Hause haben und auch auf Reisen mitnehmen solltest. Dabei gilt: je jünger dein Kind, desto vorsichtiger mit der Medikamentengabe. Ohne ärztliche Anordnung solltest du Medikamente bei deinem Kind wirklich nur anwenden, wenn du dich damit auskennst und dein Kind nicht ungewöhnlich beeinträchtigt ist.

Natürlich müssen auch alle Medikamente, die für längerfristige Erkrankungen verordnet wurden, in ausreichender Menge vorhanden sein. Prüfe bei Medikamenten im Vorrat bitte regelmäßig das Verfallsdatum, vor allem, wenn diese nur für Notfälle bereitgehalten werden. Sonst kann es passieren, dass du im Ernstfall nur abgelaufene Medikamente hast, die vielleicht schlechter wirken. Auf Reisen empfiehlt es sich, etwa die doppelte Menge an Medikamenten mitzunehmen. Seid ihr im Urlaub und euch geht zum Beispiel die Flasche mit dem notwendigen Saft kaputt, könnt ihr so entspannt bleiben. Nichts ist nerviger, als mit krankem Kind in ungewohnter Umgebung und unter Zeitdruck zu versuchen, die entsprechenden Medikamente zu beschaffen.

Wichtige Medikamente

Medikamente sollten stets für dich griffbereit liegen, damit du im Notfall schnell an die Medikamente gelangst. Dennoch musst du den Platz für die Hausapotheke gut wählen. Denn dein Kind darf niemals an die Medikamente gelangen. Falls du Medikamente aus dem Schrank/der Kiste holst, solltest du sie, nachdem du die Dosis entnommen hast, schnell wieder außer Reichweite stellen und verschließen. Sonst kann es passieren, dass sich das Geschwisterchen an der herumstehenden Flasche mit dem leckeren Fiebersaft bedient. Das ist gefährlich!

Fieber- und Schmerzmittel

Die wichtigsten Fiebermittel sind **Ibuprofen** und **Paracetamol**. Beide gibt es als Zäpfchen und Saft. Die Dosierung ist gewichtsabhängig. Bei längerer Therapiedauer solltest du besser Ibuprofen benutzen. Auch bei entzündlichen Schmerzen oder Schwellungen (Gelenke, Mittelohrentzündung) ist Ibuprofen wirksamer. Nebenwirkungen oder Allergien sind sehr selten. Auch bei stabilem Kind solltest du die Medikamente nicht ohne ärztlichen Rat über mehr als zwei bis drei Tage anwenden. **Acetylsalicylsäure** (ASS, Aspirin® und andere) darfst du bei Kindern, insbesondere bei Fieber, sowieso nur nach Rücksprache mit dem Arzt/der Ärztin anwenden. (→ Notfälle → Fieberhafter Infekt) (→ Fieber)

Magen-Darm-Mittel

Ein Mittel zum Verhindern von Durchfall bei Magen-Darm-Grippe gibt es nicht. Erbrechen kann man allerdings mit **Dimenhydrinat** (Vomex® und andere) unterdrücken, wenn erforderlich. Dieses Medikament ist jedoch nichts für Säuglinge, hier drohen Nebenwirkungen! Und du solltest beachten, dass bei einem Magen-Darm-Infekt einfach alles raus muss, damit es besser wird. Bei ausgeprägtem Durchfall sind Salze zuzuführen. Wenn Salzgebäck nicht möglich ist, gibt es auch Salzlösungen in der Apotheke zu kaufen.

Bei Verstopfung kann Stuhlauflockerung nötig werden. Dies sollte aber der Arzt/die Ärztin verordnen, denn die Medikamente sind nur Teil eines gesamten Therapiekonzeptes. Für akute Beschwerden solltest du aber Abführzäpfchen zu Hause haben, wenn dein Kind zu Verstopfung neigt. (→ Bauch)

Hustenmittel

„Den Hustensaft" gibt es nicht. Es gibt **Schleimlöser** (der nur für sehr seltene schwere Erkrankungen sinnvoll ist), **bronchial weitstellende Medikamente** (nur nach ärztlicher Anordnung) und **chemische Hustenstiller** (die meist nicht besser wirken als Honig). Beim einfachen Erkältungshusten benötigt dein Kind keinen Hustensaft. **Und auch ansonsten sind Hustensäfte fast immer überflüssig.** Insbesondere können Schleimlöser eine normale Erkältung nicht verbessern.

Asthmaspray kann dagegen bei Bronchitis oder Asthma sinnvoll und notwendig sein. Die Verordnung und Dosierung gehören in ärztliche Hände. Es wird bei Kindern mit einer Inhalierhilfe angewendet. Das ist ein Volumenbehälter, in den der gasförmige Wirkstoff gesprüht wird und aus dem dein Kind ihn einatmet.

Neigt dein Kind zu Pseudokrupp, solltest du ein abschwellendes **Kortison-Zäpfchen** griffbereit haben. Mehr als je eines an maximal zwei aufeinanderfolgenden Tagen darf aber nicht angewendet werden. (→ Husten)

Antibiotika

Antibiotika sollten nur dann angewendet werden, wenn eine bakterielle Infektion vorliegt, die ansonsten nicht ausheilt. Es gibt nicht „das Antibiotikum“, das gegen alles hilft. Vielmehr sollte ein bestimmtes Antibiotikum immer auf das auslösende Bakterium zugeschnitten sein. Das kann der Arzt/die Ärztin bei schweren Infektionen auch testen. Entscheidet man sich für eine Behandlung, sollte diese nicht zu kurz und das Medikament nicht zu gering dosiert sein. Eine zu kurze oder zu schwache Therapie kann unwirksam sein. Das fördert die Ausbildung von Resistenzen und macht im schlimmsten Fall unerwünschte Nebenwirkungen.

Antibiotika stören immer auch die Darmflora, also die gesunden, natürlichen Darmkeime. Nach Beendigung der Antibiotika-Therapie sollte deshalb der **Wiederaufbau der Darmflora** unterstützt werden. Das kannst du elegant und schmackhaft mit probiotischen Joghurts erreichen. Es gibt aber auch Apotheken-Präparate zum Kauf.

Allergische Reaktionen, vor allem Hautausschläge, sind als Nebenwirkung von Antibiotika nicht selten, klingen aber nach Therapieende meist rasch ab und brauchen selten eine Therapie. Weil sie sich häufig wiederholen, solltest du dir den betreffenden Wirkstoff notieren und Ärzte/Ärztinnen in Zukunft darauf hinweisen.

Nasentropfen

Abschwellende Nasentropfen aus der Apotheke solltest du nur nach ärztlicher Anordnung geben. Sie müssen genau auf Alter und Gewicht deines Kindes dosiert werden. Denn auch wenn Nasentropfen bei Erwachsenen wie Hustenbonbons gegeben werden (was auch nicht besonders gesund ist), können sie beim Kind schwere Nebenwirkungen haben.

Niemals solltest du deinem Säugling andere Nasentropfen als die Babynasentropfen geben. Hier droht sonst eine Vergiftung.

Viel besser verträglich und auch gut wirksam sind dagegen **Kochsalznasentropfen**. Egal ob gekauft oder selbst hergestellt. Diese kannst du deinem Kind ohne Probleme geben. Meistens reichen sie, um die Nase im Verschnupfungsfall frei zu bekommen. (→ Atemwege)

Allergiemittel

Bei bekannten Allergien sollten die verordneten Notfallmedikamente vorhanden sein, z. B. Cetirizin. Dies gilt insbesondere bei Allergien mit schweren oder anaphylaktischen Reaktionen (siehe Tabelle). (→ Notfälle → Insektenstich)

Notfallmedikamente bei schwerer allergischer Reaktion

Medikament	Beispiel/ Handelsname	Wirkung
Antiallergikum (Antihistaminikum) Tablette/Saft/Tropfen	Fenistil® Cetirizin	stoppt die allergischen Beschwerden
Kortison Tablette/Saft/Zäpfchen	Prednisolon Dexamethason	stoppt die allergische Reaktion im Körper
Inhalation Spray	Salbutamol	gegen die Luftnot (nur wenn Luftnot vorliegt)
Adrenalin Spritze	Fastjekt® Anapen®	wirkt gegen Schock und Kreislaufversagen

Lokale Allergiecremes wie Fenistil® bringen bei Allergien des gesamten Körpers nichts. Sie sind für starken Juckreiz aus anderen Gründen (Insektenstiche, Hautreaktion auf Pflanzen) gedacht.

Fieberkrampf

Wenn dein Kind zu Fieberkrämpfen neigt, solltest du ein Medikament zur Unterbrechung des Anfalls griffbereit haben. Da hier eine Überdosierung bedrohlich sein kann, erfolgen die Verordnung und Schulung durch deinen Arzt/deine Ärztin. Zusätzlich muss das Fieber gesenkt werden. (→ Notfälle → Fieberkrampf)

Naturheilkundliche Mittel

Viele Wirkstoffe kommen aus der Natur und sind tatsächlich wirksam. Sie können beispielsweise Keime reduzieren (Eukalyptus) oder verengte Bronchien erweitern (Efeuextrakt). Allerdings ist die Wirkung meist schwächer und die Nebenwirkungen sind häufiger als in den chemisch veränderten industriellen Medikamenten. Naturwirkstoffe haben vor allem generell eine recht hohe Allergierate. Du solltest deshalb naturheilkundliche Medikamente genauso kritisch anwenden wie „chemische".

Homöopathische Medikamente

Nicht zu verwechseln mit naturheilkundlichen Medikamenten sind Homöopathika. Ihnen sagt man nach, sanft zu heilen. Allerdings ist für kein einziges homöopathisches Medikament die Wirksamkeit bewiesen. Naturwissenschaftlich ließe sich dies auch nicht erklären – durch die hochpotente Verdünnung. Man nimmt nur noch Wasser beziehungsweise Stärke ohne relevante Wirkstoffe ein. Dass du nach Einnahme das Gefühl einer positiven Wirkung haben kannst, liegt am Placebo-Effekt, also dem unterbewussten „Glauben an die Wirkung". Dies ist insbesondere dann der Fall, wenn auch dein Therapeut/deine Therapeutin von der Wirkung überzeugt ist. Wahrscheinlich schadest du mit Homöopathika nicht, denn „wer heilt gewinnt", auch wenn es der Placebo-Effekt ist. Dein Kind sollte aber nicht lernen, dass alles durch die schnelle Pille (Globuli) zu heilen ist. Und gefährlich werden Homöopathika dann, wenn dadurch notwendige Behandlungen unterbleiben. Sie können einen Arztbesuch nicht ersetzen. Sprich im Zweifel daher immer mit deinem Kinderarzt/deiner Kinderärztin.

Psychopharmaka

Als Psychopharmaka bezeichnet man Medikamente, die Veränderungen im Gehirnstoffwechsel bewirken. Sie werden speziell zur Behandlung von psychischen Störungsbildern eingesetzt. Es gibt viele verschiedene Klassen von Psychopharmaka wie zum Beispiel Antidepressiva, die zur Behandlung von Depressionen eingesetzt werden, oder Psychostimulanzien zur Behandlung von ADHS. Der Einsatz dieser Medikamente muss bei Kindern sehr gut abgewogen werden und wird immer mit dir ausführlich durch einen Kinder- und Jugendpsychiater/eine Kinder- und Jugendpsychiaterin besprochen – hinsichtlich Nebenwirkungen, notwendigen Kontrolluntersuchungen und Zulassungsstatus.

Medikamente für Wunden, Verbrennungen oder Verbrühungen

Oberflächliche Wunden sollten gründlich mit Wasser und Seife gereinigt werden. Eine besondere Desinfektion ist meist nur bei tiefen und verschmutzten Wunden oder Brandverletzungen nötig. Eine „Brandsalbe“ ist niemals erforderlich. Sie kann den Heilungsverlauf sogar stören. Denke bei jeder Wunde auch an die Prüfung des Impfschutzes für Tetanus.

Hausapotheke

Checkliste Hausapotheke

- ○ Ibuprofen Saft/Zäpfchen
- ○ Paracetamol Saft/Zäpfchen
- ○ Dimenhydrinat Zäpfchen (gegen Erbrechen und Reiseübelkeit)
- ○ Abschwellende Nasentropfen und Kochsalzlösung für die Nase
- ○ Kortison-Zäpfchen (bei Neigung zu Pseudokrupp)
- ○ Cetirizin (bei Neigung zu Allergien)
- ○ Salbutamol Spray mit Inhalierhilfe (bei Neigung zu Asthma oder obstruktiver Bronchitis)
- ○ Krampflösende Rektiole (anal anzuwenden, bei Neigung zu Fieberkrampf)
- ○ alle Dauermedikamente in ausreichender Menge und Haltbarkeit
- ○ Desinfektionsmittel für Wunden (z. B. Octenisept)
- ○ Pflaster und Verbandsmaterial
- ○ ggf. Zeckenpinzette
- ○ Kühlpad
- ○ Fieberthermometer

Für die Reiseapotheke gilt prinzipiell dasselbe wie für die Hausapotheke. Achte zusätzlich auf Sonnenschutz und bei Flugreisen darauf, dass ein ärztliches Attest erforderlich werden kann, um Medikamente wie Sprays oder Spritzen mit in die Kabine nehmen zu dürfen.

Prüfe vor Reisen in südliche oder außereuropäische Länder auch die Impfempfehlung und die Empfehlung für Malaria-Prophylaxe für den Aufenthalt dort. Es kann auch Pflichtimpfungen geben.

MEDIKAMENTEN-PROBLEME BEI KINDERN

Mein Kind mag den Saft nicht nehmen

Wenn dein Kind den oft bitter schmeckenden Saft nicht einnehmen mag, kannst du nach anderen Zubereitungsformen fragen (Zäpfchen, Kapsel). Meist gelingt es aber nach ein paar Versuchen, dein Kind von der Einnahme zu überzeugen. Auch der Geschmackssinn gewöhnt sich an den bitteren Geschmack.

Pro-Tipp: Handelsüblicher Kirschsaft übertönt viel vom chemischen Geschmack. Die meisten Medikamentensäfte können damit gemischt werden.

Nebenwirkungen

Schwerwiegende Nebenwirkungen sind sehr selten, insbesondere bei üblichen Medikamenten.

Die häufigsten Nebenwirkungen sind Magen-Darm-Probleme, Hautausschläge und Allergien. Beobachte dein Kind bei neuen Medikamenten gut und prüfe mit deinem Arzt, ob eine Nebenwirkung relevant ist und ob du daraufhin das Medikament besser absetzt oder durch einen anderen Wirkstoff ersetzt. Wenn man die Packungsbeilage liest, kann einen das schnell verunsichern. Der Beipackzettel enthält jede noch so seltene Nebenwirkung, weil sich die Firmen damit absichern wollen. Vertraue darauf, dass du nur die Medikamente verordnet bekommst, die deinem Kind helfen. Dein Arzt/deine Ärztin überprüft immer, dass der Nutzen das Risiko überwiegt.

Besondere und riskante Nebenwirkungen bespricht dein Arzt/deine Ärztin oder spätestens der Apotheker/die Apothekerin mit dir bei Verordnung.

NOTFÄLLE

In diesem Kapitel des Buches findest du kurz und bündig wichtige Informationen zu Notfällen. Wahrscheinlich und hoffentlich wirst du sie nie oder fast nie brauchen. Aber sie sollen dich ausrüsten, damit du im Fall des Falles schnell handeln kannst. Aus unserer Erfahrung wissen wir: Wer informiert ist, reagiert gelassener, weil er oder sie weiß, was zu tun ist.

Wir hoffen natürlich immer, dass wir als Eltern niemals in eine solche Situation geraten. Wie reagiere ich richtig? Was ist, wenn ich was falsch mache? Dies sind häufige Fragen, die wir gestellt bekommen. Keine Sorge, keine Angst! Jede Hilfe ist sinnvoll und sicher immer besser als nichts zu tun.

Die drei wichtigsten Regeln sind: **1. Ruhe bewahren! 2. Ruhe bewahren! und 3. Ruhe bewahren!** Wirklich! Bedenke zudem, dass dein Kind sicher Angst hat. Die Maßnahmen sollest du deinem Kind deshalb immer ruhig und kindgerecht erklären. Mach keine falschen Versprechen, wie etwa: „Das tut gar nicht weh!“ Kündige deine Maßnahme an und führe sie ruhig aber bestimmt durch.

Notruf

Telefonnummern für den Notfall:

✆ 112	europaweite, kostenfreie Notrufnummer
✆ 116117 (D)	bundesweite, kostenfreie Bereitschaftsnummer, auch Auskunft über Notdienste
✆ 141 (A)	kinderärztlicher Notdienst

WICHTIGE INFORMATIONEN BEIM NOTRUF

- **Wer** ruft an?
- **Wo** ist der Patient/die Patientin? Adresse oder Notfallort
- **Was** ist passiert / **Wann** ist es passiert / **Welche** Symptome liegen vor? Art des Notfalles/der Krankheit, ggf. Giftmenge und -art
- **Wie viele** Betroffene? Name(n), Alter
- **Warten** auf Rückfragen!

Im Vergiftungsfall

Es gibt verschiedene regionale Giftzentren. (→ Notfälle → Vergiftungen) Der Giftnotruf ist dafür da, die Situation abzuklären und eine lebensbedrohliche Problematik zu verhindern. Sind bereits lebensbedrohliche Vergiftungserscheinungen vorhanden, wähle den Rettungsnotruf 112!

Atemnot

Atemnot kann im Kindesalter verschiedene Ursachen haben, häufig steht die Atemnot aber in Zusammenhang mit Asthma oder Bronchitis, mit Atemwegsverengung, Fremdkörpern in den Atemwegen (z. B. eingeatmete Nuss) oder Pseudokrupp.

Wichtig ist, gerade bei einem Kind mit Atemnot, die Ruhe zu bewahren. Dein Kind wird sicherlich schon Angst genug haben. Panik wird die Symptome nur noch schlimmer erscheinen lassen und die Angst verstärken.

Asthma oder Bronchitis mit Atemwegsverengung	
Symptome	**Was tun?**
• rasche, oberflächliche Atmung • Der Brustkorb hebt sich beim Einatmen kaum. • fast kein oder pfeifendes Atemgeräusch • Das Kind stützt sich mit den Armen auf, um Hilfsmuskeln beim Atmen zu aktivieren. • Husten • manchmal auch die Unfähigkeit, zu sprechen oder zu husten • Blässe und Kaltschweißigkeit • Angst, Unruhe, Aufgeregtheit • Bewusstseinstrübung • blaue Hautfarbe • Bauchschmerz • gefühlter Druck auf Brust und Schultern	✆ Notruf **112** (wenn die Situation für dich bedrohlich ist IMMER!) • kühle Frischluft • Luftbefeuchtung • beruhigen • Oberkörper hochlagern • ggf. schluckweise zu trinken geben • wenn ein Asthmakind das kennt: ausatmen über gespitzte Lippen und atemerleichternde Stellungen • inhalieren mit den Medikamenten des Kindes, wenn der Arzt/die Ärztin dies empfohlen und verschrieben hat, dann die entsprechenden Medikamente geben • Im Zweifel IMMER in die Klinik, ✆ Notruf wählen • Generell und selbstverständlich im Asthmaanfall: Rauchverbot in der Umgebung!

Fremdkörpereinatmung (oft Nüsse)	
Hinweise	**Was tun?**
• plötzlich einsetzende Hustenanfälle • Würgen • Atemnot • blaue Hautfarbe • ohne begleitenden Infekt • pfeifendes Atemgeräusch • Heiserkeit • fehlende Atembewegungen des Brustkorbs • eventuell auch gar keine Symptomatik! Tückisch!	✆ Notruf **112** • Kind beruhigen • stets Arzt aufsuchen, auch wenn du nicht sicher bist, ob das Kind einen Fremdkörper eingeatmet hat • Mund-/Rachenraum ausräumen, aber nicht blindlings, sondern unter Sicht • Kopftieflage, Gesicht nach unten, 5x fest zwischen die Schulterblätter schlagen, dann beim kleinen Kind 5x Brustkorb fest zusammendrücken, beim großen Kind 5x den Bauch zusammenpressen, evtl. wiederholen • Versuch mit 5 Beatmungen beim bewusstlosen Kind, dann Wiederbelebung bei fehlendem Erfolg • Im Zweifel IMMER in die Klinik, ✆ Notruf wählen

Pseudokrupp (Entzündung unter der Stimmlippe)	
Symptome	**Was tun?**
• Heiserkeit • Dein Kind ist nur mäßig beeinträchtigt. • Unruhe, Erregung • geringes Fieber • pfeifendes Atemgeräusch • Husten, der trocken-bellend klingt, wie wenn ein Dackel bellt • Halsweh (fehlt oft)	✆ Notruf **112** • Kind beruhigen • Stressvermeidung • kühle Frischluft • Luftbefeuchtung • ggf. trinken lassen • ggf. Kortisonzäpfchen. Das wird dir dein Kinderarzt verschreiben, wenn dein Kind schon Pseudokruppanfälle hatte. Es dient zur Abschwellung der Schleimhaut im Kehlkopfbereich. • in Klinik: Inhalation • Im Zweifel IMMER in die Klinik, ✆ Notruf wählen

Austrocknung

Säuglinge und Kleinkinder haben einen deutlich höheren Wasserumsatz als größere Kinder oder Erwachsene und trocknen darum schlicht viel schneller aus. Als Austrocknung bezeichnet man einen akuten, hochgradigen Wasser- und Salzverlust, der bis zu 10–15 % des Körpergewichts deines Kindes beträgt. Meist entsteht Austrocknung, wenn dein Kind eine akute Magen-Darm-Grippe hat, aber auch bei anderen Erkrankungen. Verstärkt wird die Austrocknung durch Fieber, weil die Kinder dadurch (selbst ohne zu schwitzen) viel Wasser verlieren. Weiterer Wasserverlust entsteht durch Erbrechen oder Trinkverweigerung.

Austrocknung	
Wichtige Warnzeichen	**Was tun?**
Leichte und mittelschwere Austrocknung	
• trockene Schleimhäute (Schau in den Mund!) • rissige Lippen • auffallender Mundgeruch, vergleichbar mit dem Geruch von Obstessig oder Nagellackentferner • reduzierte Hautspannung oder Bildung von Hautfalten • geringe oder gar fehlende Urinproduktion • Weinen ohne Tränen • eingesunkene Fontanelle (die Knochenlücke oben am Kopf bei Babys) • tiefliegende Augen	• trinken von reichlich Glucose-Salz-Lösung, am besten in vielen, kleine Portionen, besser etwas kühl als warm • z. B. Tee mit Traubenzucker, fertige Elektrolytlösungen
Schwere Austrocknung	
Spätestens ab hier ist Eile geboten: • schneller Herzschlag • blass-graue Hautfarbe • kühle Arme und Beine • Unruhe • Bewusstseinsverlust • Krampfanfälle	• trinken lassen, hinlegen, ggf. Schocklage • Infusion in der Kinderklinik! ✆ Notruf wählen

Wie kannst du vorbeugen?
Dein Kind sollte im Falle eines Magen-Darm-Infektes immer wieder schlückchenweise trinken. Hier muss man als Eltern manchmal kreativ werden. Versuch es ruhig mit Löffel, Strohhalm oder tollem Becher. Alles ist erlaubt. Auch bei Fieber solltest du schauen, dass Flüssigkeit ins Kind kommt. Du kannst es alternativ mit „flüssiger" Nahrung versuchen, wenn das besser angenommen wird. Du solltest dein Kind auf jeden Fall im Auge behalten. Pinkelt es regelmäßig, droht keine Gefahr. Werden die feuchten Windeln oder Toilettengänge immer weniger, musst du die Trinkmenge steigern. Wenn das nicht klappt: ab zum Kinderarzt/zur Kinderärztin. Holt euch lieber früh Hilfe. Das ist kein Zeichen von Schwäche. Manchmal können die Kleinen einfach nicht trinken. Das kommt sogar in „Arzthaushalten" vor! Du musst nicht warten, bis dein Kind zu Hause ausgetrocknet ist.

Fieberhafter Infekt

Säuglinge und Kleinkinder erkranken sehr häufig an Infekten mit hohem Fieber, die aber meist ganz harmlos sind. Fieber ist also zunächst ein Freund und kein Feind. Innerhalb weniger Stunden kann sich wirklich SELTEN daraus aber auch eine lebensbedrohliche Situation entwickeln.

Fieber	
Wichtige Warnzeichen	**Was tun?**
• häufiges Erbrechen oder häufiger Durchfall • Trinkverweigerung • Teilnahmslosigkeit • Bewusstseinsstörungen: Dein Kind reagiert nicht mehr wie gewohnt. • Hautblutungen • starke Schmerzen • Krampfanfälle • alles, was du nicht einordnen kannst, so nicht kennst und was dir Sorgen bereitet	• Fieberursache klären • Kind luftig anziehen, damit das Fieber nicht höher steigt (Socken aber an den Füßen, damit diese warm bleiben) • ggf. Medikamente geben • kühlen, z. B. mit Wadenwickeln, wenn die Füße warm sind

Die richtige Anwendung von Fiebersenkern:

- Fieberzäpfchen, wenn die Fieberursache klar ist, dein Kind Schmerzen hat oder sich sehr unwohl fühlt, es nicht trinken oder schlafen kann. Denn Fieber ist auch sinnvoll.
- Fieber und Schmerzen sind Ausdruck der Erkrankung. Der Fieberverlauf sagt dir auch etwas über den Verlauf der Erkrankung. Unter Umständen ist das Fieber aber auch ein Alarmzeichen.
- Durch Fiebersenkung kannst du eine eventuelle Verschlechterung verschleiern und dann – selten – nicht rechtzeitig erkennen.
- Also gib Fieberzäpfchen oder -saft (besonders bei zunächst unklaren Erkrankungen) erst **nach** dem Arztbesuch!!
- Bei richtiger Anwendung können Fieberzäpfchen oder -saft (bei einfachen Infekten) helfen, damit die Kinder sich besser fühlen, trinken oder schlafen können. **Wadenwickel** sind eine gute Alternative, solange die Füße warm sind.

Gehirnerschütterung

Ist dein Kind auf den Kopf gefallen oder hat sich den Kopf an einem festen Gegenstand angeschlagen? Zum Glück sehen solche Unfälle meist schlimmer aus, als sie sind. Es kann aber auch zu einer Gehirnerschütterung kommen. Hier hat das Gehirn durch den Schlag einen kleinen Schaden erlitten. Meist passiert nichts Schlimmes, nur selten kommt es zu einem Bluterguss im Kopf. Der ist aber gefährlich. Deshalb beobachte zunächst, wie sich dein Kind danach verhält. Schreit und weint es nach so einem Ereignis heftig, ist das eine normale Reaktion. Wirkt dein Kind wie ausgeknockt, droht eher Gefahr. Bei Kindern unter einem Jahr sind solche Kopfunfälle, zum Beispiel ein Sturz vom Wickeltisch, immer ein Grund für eine ärztliche Vorstellung.

Gehirnerschütterung	
Symptome	**Was tun?**
• großer blauer Fleck oder wabbelige Schwellung an der Stoßstelle (Knochenbruch wahrscheinlich) • Übelkeit oder Erbrechen • Sprach- und Gangstörung • Verwirrtheit, Erinnerungslücken, starke Müdigkeit • ungleiche Pupillen • Blässe • Bewusstlosigkeit • Krampfanfall	• Kopfbeule kühlen, ggf. Schürfwunde desinfizieren • Kind nach Sturz über mind. 24 Stunden beobachten • Bei milden Zeichen einer Gehirnerschütterung ab ins Krankenhaus zur Überwachung und Untersuchung. • Bei Bewusstlosigkeit, Krampfanfall oder anderen schweren Reaktionen ✆ Notruf 112

Wie kannst du vorbeugen?

- Die Gehirnerschütterungen entstehen meist durch vermeidbare „Unfälle“.
- Wenn du dein Kind auf dem Wickeltisch liegen hast, gehört immer eine Hand ans Kind. Die Versuchung ist groß, mal eben etwas aus dem Schrank zu holen und sich dabei kurz wegzudrehen. Tu das nicht!
- Lass deinen Säugling nicht von einem anderen Kind tragen.
- Benutze kein Gehfrei.
- Pass besonders bei frei zugänglichen Treppen auf dein Kind auf.
- Besonders aktive Kinder sollten im Kinderwagen, Hochstuhl und auch Einkaufswagen angeschnallt werden.
- Verschraube Regale, Kommoden und Schränke in der gesamten Wohnung kippsicher mit der Wand. Vorsicht auch bei großen Fernsehern.
- Außerdem sollte dein Kind im Auto immer angeschnallt sitzen.
- Und wenn es Laufrad oder Fahrrad fährt einen Helm tragen.

Insektenstiche

Zu unterscheiden sind die harmlosen aber lästigen Stiche durch Mücken und Stiche durch Wespen, Bienen oder Hummeln.

Bei Insektenstichen	
Symptome	**Was tun?**
• Rötung • Schwellung • Schmerz • Juckreiz • selten Infektion, auch nach Aufkratzen • systemische (allergische) Reaktionen nach Wespen- oder Bienenstichen (Schwellungen von Händen, Lidern, Zunge oder Rachen, Übelkeit, Durchfall, Schock) nur bei (bekannten) Allergiker/-innen (anaphylaktischer Schock) • Starke Lokalreaktionen am Einstich bedeuten nicht sofort das Vorliegen einer allergischen Reaktion. • u. a.	• Vorbeugung (Schuhe tragen, Trinken aus abgedeckten Behältern mit Strohhalm) • ggf. Entfernen des Stachels, Kühlung, Umschläge • bei Stichen im Mundbereich/Hals: Eiswürfel lutschen lassen, hier stets Arzt/Ärztin hinzuziehen! • Fenistil oder andere Cremes • unter Umständen Schmerzmittelgabe • Bei bekannten Allergiker/-innen Notfallset, hier stets Arzt/Ärztin hinzuziehen! ✆ Notruf 112, Vorstellung in Klinik

Knochenbrüche

Bei einem Unfall jeglicher Art können ein oder mehrere Knochen brechen. Wichtig ist, die Begleitverletzungen zu beachten (z. B. Gehirnerschütterung, innere Verletzungen u. a.), diese sind unter Umständen nicht sofort erkennbar! Darum:

Bei Knochenbrüchen	
✆ Notruf 112	
Hinweise	**Was tun?**
• Fehlstellung • abnorme Beweglichkeit • offene Verletzung mit sichtbaren Knochenenden • Schmerz, Schwellung, Bluterguss • Funktionsstörung • Schock • zusätzliche Symptome je nach sonstiger Verletzung, z. B. bei Schädel-Hirnverletzungen: Erbrechen, Übelkeit, Kopfschmerz, Krampfanfälle, Blutung, auffallende Schläfrigkeit, Bewusstlosigkeit u. a.	• Kind beruhigen • ggf. Ruhigstellen des Bruchs (z. B. Schlinge, Schienung) • ggf. Stabilisieren der Wirbelsäule (gestreckt belassen und nicht drehen oder beugen, da die sich bei Bewegungen verschiebenden Knochenstücke von gebrochenen Wirbeln das Rückenmark oder Nerven schädigen können) • Impfpass zum Arzt mitbringen • schonender Transport zu Arzt oder in Klinik • Schocklagerung • lebenswichtige Funktionen sichern • unter Umständen Schmerzmittelgabe • Im Zweifel IMMER in die Klinik, ✆ Notruf wählen

Krampfanfälle

Krampfanfälle sind nicht selten. 5 % der Bevölkerung haben einmal in ihrem Leben einen Krampfanfall. Man unterscheidet verschiedene Formen von Krampfanfällen, unter anderem:

- **Echte Epilepsie**, die je nach Alter des Kindes sehr verschiedene Formen haben kann
- **Anfälle als Zeichen einer zugrundeliegenden Erkrankung**, z. B. bei Unterzuckerung, Fieber, Stoffwechselerkrankungen, Herzrhythmusstörungen
- **Fieberkrämpfe**, diese treten mit ca. 1/2 bis 5 Jahren (im Mittel mit 18 Monaten) bei Infekten im Fieberanstieg auf. Sie betreffen den ganzen Körper. Oft haben die Eltern oder Geschwister auch unter Fieberkrämpfen gelitten. Diese Form der Anfälle ist typischerweise harmlos, so erschreckend sie zunächst auch aussieht. Fieberkrämpfe treten, wenn die Kinder älter werden, spätestens in etwa zur Einschulung, nicht mehr auf.
- **Affektkrämpfe** (mit 1/2 bis 5 Jahren), die meist bei Schmerz, Wut, Schreck oder nach einem Sturz auftreten. Dabei atmen die Kinder kurze Zeit nicht mehr ein, können blau werden, bewusstlos und einen niedrigen Puls haben. Hier kommt es also zunächst nicht zu unkontrollierten elektrischen Entladungen im Hirn. Manchmal kommt es aber noch nachfolgend zu einem wirklichen, kurzen Krampfanfall. Auch die Affektkrämpfe verlieren sich mit der Einschulung.

Krampfanfälle	
Symptome	**Was tun?**
• Vor einem Anfall können Vorboten zu bemerken sein, die Kinder klagen etwa über ein komisches Gefühl, merkwürdige Seh- und Höreindrücke und vieles mehr. Man nennt das die „Aura". • Bewusstseinsverlust • „Abwesenheit" oder Ins-Leere-Starren • Zuckungen • Starre oder Schlaffheit des Körpers • Blickwendung starr in eine Richtung • Grimassieren • automatische Bewegungen • Schmatzen oder Gähnen • Verhaltensveränderung • Einnässen oder Einkoten • Schaum vor dem Mund • Schreien • Zyanose (eine Blauverfärbung z. B. der Lippen) • nach Anfall Schläfrigkeit • Verletzungen, die während des Anfalls entstehen, z. B. weil das Kind stürzt • u. v. a.	• ✆ Notruf 112 • stabile Seitenlage • Atemwege freimachen und sichern • (gefährliche) Gegenstände außer Reichweite (Eigengefährdung) • immer beim Kind bleiben und beobachten, wie der Anfall abläuft und wie lange er dauert. Das ist für den Arzt sehr wichtig. • Bitte versuche nicht, einen Keil o. Ä. in den Mund zu schieben, Erbrechen auslösen oder dein Kind halten zu wollen, um den Anfall zu unterbrechen. Das ist gefährlich! • im Zweifel IMMER in die Klinik und/oder den Notruf wählen

Nasenbluten

Nasenbluten ist bei Kindern häufig, aber meist harmlos. Oft tritt es nach Stürzen oder bei trockenen Schleimhäuten auf. Vorbeugend kann man hier bereits mit Nasensalbe arbeiten, wenn Kinder empfindlich sind. Nur sehr selten stecken Ursachen dahinter, die weiter abgeklärt werden müssen. Achte darauf, dass das Blut nicht in den Rachen läuft, denn dann gelangt es in den Magen, was Erbrechen auslösen kann.

Nasenbluten

Was tun?

- Kind beruhigen
- leicht vornüberbeugen, NIE Kopf zurück
- Nase zusammendrücken
- Kühlung an Nasenwurzel oder im Nacken
- nach Blutungsstopp Nasensalbe anwenden über mehrere Tage gegen Aufreißen der Kruste

Schnitt- und Platzwunden

Schnitt- oder Platzwunden entstehen häufig durch Stürze oder beim Hantieren mit scharfem Werkzeug. Bei Kindern heilen die Wunden oft erstaunlich rasch und mit meist schöner Narbenbildung.

Schnitt- und Platzwunden

Was tun?

- Kind beruhigen
- Druckverband anlegen, wenn es stark blutet: Durch den auf die Wunde ausgeübten Druck wird die Blutung gestoppt, ggf. Vorgang wiederholen.
- Wenn möglich keine Taschentücher oder Watte direkt auf die Wunde, dann lieber Baumwollstoff.
- Wenn der Verband durchblutet, kann dies zur Blutstillung beitragen. Verband also nicht wieder abnehmen, aber ggf. noch eine weitere Lage aufbringen
- Am Kopf kein Druckverband. Das machen besser die Profis. Du kannst aber mit Verbandsmaterial und deiner Hand drücken.
- Wundstelle soweit möglich nach oben lagern/halten
- Impfpass zum Arzt/zur Ärztin mitbringen
- schonender Transport zur Arztpraxis oder in die Klinik
- unter Umständen Schmerzmittelgabe
- Arztpraxis aufsuchen, um Entscheidung über weitere Wundversorgung zu treffen. Ggf. muss die Wunde geklebt oder genäht werden.
- Begleitverletzungen bedenken, z. B. Gehirnerschütterung
- Im Zweifel IMMER in die Klinik, ✆ Notruf wählen
- Schocklagerung, also Beine des liegenden Kindes nach oben halten, wenn viel Blut verloren geht. So können lebenswichtige Funktionen gesichert werden.

WIE MACHE ICH EINEN DRUCKVERBAND?

- am besten mit Verbandsmaterial, z. B. aus Verbandskasten, ansonsten mit dem, was gerade zur Hand ist (T-Shirt etc.)
- Wundränder soweit wie möglich zusammenführen. Sag ruhig, dass das jetzt kurz weh tut!
- Kompresse auflegen und mit Verband umwickeln
- entweder mehrere Tupfer oder eine Verbandsrolle über den Wundbereich legen und mit Verband fest umwickeln

Stromunfall

Ein Stromunfall passiert meist im Haushalt durch 220 Volt, beispielsweise durch nicht geschützte Steckdosen oder defekte Kabel. Der Stromfluss hat Auswirkung auf Herz, Muskulatur und Nervensystem. Diese Schäden können sich dabei direkt, aber auch noch Stunden danach zeigen. Das solltest du bedenken und dein Kind einem Arzt/einer Ärztin vorstellen. Außerdem ist die Wärmewirkung zu bedenken. Dort, wo der Strom in den Körper gelangt und dort, wo er aus dem Körper austritt, hinterlässt er Verbrennungen (Strommarken). Auch wenn es nur nach kleinem Funken aussieht. Der Strom fließt im schlimmsten Fall durch das Herz und stört die Elektrik. Deshalb immer ärztliche Vorstellung!

Bei Stromunfällen	
Hinweise	**Was tun?**
• Bewusstseinsverlust • Herzklopfen • Hitzegefühl • Übelkeit • Gefühlsstörungen • Lähmungen • Zittern • Schwitzen • Schmerz • Verbrennungsmarken • Krampfanfälle • Seh- und Hörstörungen • Atem- und Kreislaufstillstand • u. a.	• Bergung aus Gefahrenzone • Beendigung der Stromeinwirkung (Eigenschutz beachten. Du nützt deinem Kind nichts, wenn du selbst verunfallst!) • lebenswichtige Funktionen überprüfen, ggf. Atemwege freimachen • ggf. Herzlungenwiederbelebung (Reanimation) • Abdecken der Verletzungen mit sterilem Verbandsmaterial • ggf. Stabilisieren der Wirbelsäule, wenn durch den Stromunfall eine Wirbelsäulenverletzung entstanden sein könnte (Wirbelsäule dann gestreckt belassen und nicht drehen oder beugen, da die sich bei Bewegungen verschiebenden Knochenstücke von gebrochenen Wirbeln das Rückenmark oder Nerven schädigen können) • unter Umständen Schmerzmittelgabe • ✆ Notruf 112, Vorstellung in Klinik

Verätzungen

Verätzungen entstehen durch die Einnahme von Geschirrspülmittel, sonstigen Säuren und Laugen. Es kommt zu Ätzspuren an der Haut, im Mund, Rachen oder Kehlkopfbereich, in der Speiseröhre oder im Magen. Die wichtigste Maßnahme ist die Vorbeugung!

Bei Verätzungen	
✆ Notruf 112 Gib folgende Informationen weiter: **Was?** Giftart **Wieviel?** Giftdosis **Wer?** Alter/Gewicht **Wann?** Zeitpunkt **Welche Symptome?**	
Symptome	**Was tun?**
• Speicheln • Erbrechen • Pfeifendes Atemgeräusch • Atemnot • Schmerzen	• Kein Erbrechen auslösen! NIE! • Mund auswischen • viel Wasser trinken lassen • Haut und Augen gründlich mit Wasser abspülen • unter Umständen die Wiederbelebung (Reanimation) beginnen • im Zweifel IMMER in die Klinik, ✆ Notruf wählen

Wie kannst du vorbeugen?

- Gefahrenmittel entweder weggeschlossen oder außer Reichweite von Kindern aufbewahren.
- Der Schrank unter dem Spülbecken ist nur mit Kindersicherung ein sicherer Ort.
- Wenn du Reinigungsmittel verwendest, solltest du sie direkt wieder an den sicheren Ort bringen. Es reicht ein unachtsamer Moment und dein Kind landet im Krankenhaus. Auch wenn Kinder manchmal schon sehr verständig wirken, ist die Neugier oft stärker. Die Flaschen sind häufig bunt und für Kinder sehr interessant.

Verbrühungen und Verbrennungen

8 % aller Unfälle im Kindesalter sind Verbrühungen und Verbrennungen. Das sind pro Jahr etwa 7 000 Kinder in Deutschland, 70 % davon sind Kleinkinder unter 5 Jahren. Das Wichtigste ist die Vorbeugung! Das wahre Ausmaß der Verbrühungen und Verbrennungen und eventueller Begleitverletzungen können sehr stark unterschätzt werden. Darum:

Verbrühungen und Verbrennungen	
✆ Notruf 112	
Was tun?	**Eine Behandlung in der Klinik ist unumgänglich, wenn …**
• wenn nötig, sofort löschen • sofort Kaltwasserbehandlung (kühl) beginnen (z. B. in der Dusche) bis zur Schmerzfreiheit, ca. 10 Min.; bei Säuglingen wegen Auskühlung evtl. kürzer • Kleider entfernen, eingebrannte Kleider umschneiden • saubere Abdeckung (günstig ist Verbandsmaterial, das nicht anklebt!) • keine Lokalbehandlung mit Salben oder Ähnlichem • unter Umständen Schmerzmittelgabe • im Zweifel IMMER in die Klinik, ✆ Notruf wählen	• mehr als 3–5 % der Körperoberfläche betroffen ist. (die Handfläche deines Kindes entspricht 1 % seiner Körperoberfläche) • der Gesichts- und/oder Genitalbereich betroffen ist. • Hände oder Füße betroffen sind. • Rauch eingeatmet wurde. Vorsicht, dies kann erst nach einiger Zeit schlimmere Probleme machen. • sich die Verletzungen ganz um Arm, Bein oder gar den ganzen Körper herumziehen. • Gelenke betroffen sind.

Wie kannst du vorbeugen?

- Viele Verbrennungen und Verbrühungen passieren in Alltagssituationen und wären vermeidbar.
- Achte darauf, dass alles Heiße oder Brennende nicht in Kinderhände gelangt. Wenn du dein Kind auf dem Schoß hast, solltest du keine heißen Getränke oder Suppen essen.
- Stelle Behälter mit heißen Getränken immer in die Tischmitte oder weit entfernt vom Rand ab, damit dein Kind nicht versehentlich drankommt.
- Stelle Pfannen und Töpfe mit dem Stiel nach hinten auf den Herd.
- Stelle die Fritteuse nicht auf dem Boden oder auf Kinderhöhe ab.
- Bei Wasserkocher, Bügeleisen und Sandwichgrill musst du auf herabhängende Kabel achten. Kinder ziehen gerne daran!
- Stecke außerdem das Bügeleisen nach Gebrauch aus und stelle es zum Abkühlen außer Reichweite.
- Lege Fön, Heizdecken oder heiße Wärmflaschen nicht ins Babybettchen.
- Lass dein Kind nie mit offenem Feuer, d. h. Kamin, Grill, Kerzen etc. allein.
- Feuerzeuge und Streichhölzer gehören außer Reichweite.

Vergiftungen

Die meisten Vergiftungen entstehen durch Haushaltsmittel, Medikamente und Pflanzen. Die wichtigste Maßnahme ist also die Vorbeugung!

Im Vergiftungsfall

Geht es deinem Kind schlecht?	**Geht es deinem Kind gut?**	
✆ Notruf 112	✆ **089 19240**	Giftnotruf Bayern
	✆ **030 19240**	Giftnotruf Berlin, Brandenburg
	✆ **0761 19240**	Giftnotruf Baden Württemberg
	✆ **0551 19240**	Giftnotruf Bremen, Hamburg, Schleswig Holstein, Niedersachsen
	✆ **06131 19240**	Giftnotruf Hessen, Rheinland-Pfalz, Saarland
	✆ **0361 730730**	Giftnotruf Mecklenburg Vorpommern, Sachsen, Sachsen-Anhalt, Thüringen
	✆ **0228 19240**	Giftnotruf Nordrhein-Westfalen
	✆ **014064343**	Vergiftungsinformationszentrale Österreich
	✆ **145**	Tox Info Suisse oder ✆ Kinderarztpraxis

Gib folgende Informationen weiter:

Was?	Giftart
Wieviel?	Giftdosis
Wer?	Alter/Gewicht
Wann?	Zeitpunkt
Welche Symptome?	

Was tun?

- Bei Arztbesuch/Klinikeinweisung immer das „Gift" mitbringen!
- Substanz immer im Originalbehälter, möglichst mit Gebrauchsanleitung/Beipackzettel mitbringen
- Pflanzen möglichst vollständig mit Blättern, Blüten und Früchten mitbringen

- Erbrochenes etc. aufheben
- Bewusstsein, Atmung und Kreislauf überprüfen und sichern
- Gabe von Flüssigkeit (Wasser) ist nie falsch; bei ätzenden Substanzen ist es eine dringend erforderliche Erstmaßnahme.
- Kein Erbrechen auslösen, Kochsalzgabe ist schädlich!
- Abspülen der Substanz, Augenspülung (>10 Min.), Entfernen getränkter Kleidungsstücke

Wie kannst du vorbeugen?

- Pack zu Hause alle Medikamente in einen Schrank. Am besten sollte dieser verschlossen sein oder so weit oben liegen, dass dein Kind auch kletternd nicht drankommt.
- Die Tabletten auch nicht nur kurz auf den Tisch legen. Aus kurz wird lang und länger. Da passiert es schnell, dass kleine Kinder zugreifen.
- Falls du Tabletten richten musst, weil jemand aus der Familie täglich mehrere Medikamente nehmen muss, versuche, das ohne Kind zu machen. Schnell fällt eine Tablette zu Boden und ist dann im Teppich verschwunden.
- Sprich darüber auch mit den Großeltern. Vor allem, wenn dein Kind dort oft ist. Denn nicht selten sind es die Besuche bei Oma oder Opa, die zu einem Tablettennotfall führen.
- Reinigungsmittel sollten ebenfalls außer Reichweite sein.
- Der Schrank unter der Spüle ist ohne Kindersicherung kein guter Lagerort für Haus- und Geschirrspülmittel. Auch wenn es praktisch ist.
- Wenn ihr draußen seid, achte auf die Umgebung. Ist dein Kind gerade in der Phase, in der es sich alles in den Mund steckt, könnt ihr vielleicht mit Schnuller nach draußen gehen. Sonst musst du ein Auge darauf haben, um schnell eingreifen zu können.
- Falls du nicht immer auf dein Kind achten kannst oder eben einfach mal den Boden wischen willst, ist das völlig okay. Such dir für die Zeit einen sicheren Platz für dein Kind. Parke es zum Beispiel im Reise- oder Gitterbett oder im Laufgitter. Im besten Fall kann dein Kind dich natürlich dabei sehen. Mit ein paar Spielsachen ist dein Putzeinsatz zu überstehen.

Wiederbelebung – Reanimation

Die Herz-Lungen-Wiederbelebung wirst du praktisch nie anwenden müssen. Dennoch werden wir immer wieder gefragt, ob wir sie den Eltern zeigen können. Hier eine ganz kurze Zusammenfassung:

Vor der Reanimation: Prüfe Bewusstsein – Atmung – Kreislauf

1. Prüfung der **Bewusstseinslage** (Reaktion auf Ansprache, leichtes Kneifen, an der Schulter rütteln), Lebenszeichen
2. Feststellen des **Atemstillstandes** (Beobachten und Fühlen der Brust- und Bauchbewegung; Hören und Fühlen des Luftstroms aus Mund und Nase), Dauer höchstens 10 Sekunden
3. **Prüfung des Kreislaufs (kein Pulsfühlen** – zu unsicher für medizinisch Unerfahrene) Wer nicht reagiert oder atmet hat keinen ausreichenden Kreislauf!

Was tun bei der Wiederbelebung (Reanimation)?

✆ Notruf **112**

- bei zwei Helfer/-innen sofort
- bei einem Helfer/einer Helferin nach einem Durchlauf der Wiederbelebung

Denk dabei an die **„5 W"-Regel:**

1. **Wer** ruft an?
2. **Wo** ist der Patient/die Patientin? Adresse oder Notfallort
3. **Was** ist passiert/**Wann** ist es passiert/**Welche Symptome** liegen vor? Art des Notfalles/der Krankheit, ggf. Giftmenge und -art?
4. **Wie viele** Betroffene? Name(n), Alter
5. **Warten** auf Rückfragen!

Lagerung:

Rückenlage auf flacher, fester Unterlage, ggf. Tisch, möglichst den wärmsten Raum wählen oder vor Auskühlung schützen

Atemwege freimachen:

- in den Mund schauen und mit Finger auswischen, falls nötig

- bei Säuglingen keine Kopfüberstreckung, sondern nur minimales Anheben der Nasenspitze (Schnüffelposition)
- bei größeren Kindern und Jugendlichen oder Erwachsenen Kopfüberstreckung, Anheben des Unterkiefers/Kinn
- bei nicht normaler oder fehlender Atmung mit der Beatmung beginnen, ansonsten stabile Seitenlage und Hilfe holen, weiter Atmung kontrollieren

Beatmung:
- Mund zu Mund und Nase bei Säuglingen, ansonsten Mund zu Mund (Nase verschließen)
- Beginn mit 5 langsamen Atemhüben
- Kontrolle: leichtes Heben des Brustkorbes
- Dauer der Beatmung je 1 Sekunde pro Einatmung und Ausatmung
- Bei erfolgloser Beatmung nochmals Kopfposition und Mundraum überprüfen, eventuelle Fremdkörper entfernen
- Nach 5 erfolglosen Beatmungsversuchen mit der Herzdruckmassage beginnen

Herzdruckmassage:
- Bei Herz- oder Kreislaufstillstand ist der Druckpunkt für die Herz druckmassage immer in **Brustkorbmitte**
- Immer mit 5 langsamen Beatmungen beginnen
- bei Neugeborenen und Säuglingen: Druck auf das Brustbein von oben mit zwei Fingern oder bei Umgreifen des Brustkorbs mit beiden Händen von vorn auch mit den Daumen. Ca. 2–3 cm tief (1/3 des Brustdurchmessers) eindrücken
- bei Kindern, Jugendlichen oder Erwachsenen: Druck auf das Brustbein von oben mit ein bis zwei Handballen. Ca. 3–5 cm (1/3 des Brustdurchmessers) eindrücken
- Verhältnis Herzdruckmassage zu Beatmung immer 30:2 im Wechsel, ohne Unterbrechung
- angestrebte Herzfrequenz 100–120/min

Fortführen der Maßnahmen IMMER bis zum Eintreffen des Arztes/der Ärztin!

Zahnunfall

Jedes dritte Kind erleidet einmal eine Zahnverletzung. Am häufigsten betroffen sind die oberen Schneidezähne. Meist brechen nur kleine Stücke ab, mal fehlt der komplette Zahn. Die Behandlung unterscheidet sich bei Milchzähnen und bleibenden Zähnen. Bei Milchzähnen ist vor allem der Schutz der bleibenden Zähne im Vordergrund. Bei bleibenden Zähne ist der Zahnerhalt das Wichtigste. Ein Zahn kann gerettet und sogar wieder eingesetzt werden. Dies wird mit den bleibenden Zähnen versucht. Dafür muss er aber auch außerhalb des Zahnfleisches überleben. Wichtig ist, dass du ihn schnell in eine Zahnrettungsbox (bekommst du in der Apotheke) oder zumindest in kalte Milch legst. Sogar in Milch kann er bis zu zwei Stunden überleben.

Bei Zahnunfällen	
Mögliche Verletzungen	**Was tun?**
• ganzer Zahn oder nur Stücke abgebrochen • Zahn kann auch nur verschoben oder eingesunken sein • Zahnfleisch und Lippenblutung • Zungenverletzung • Vorsicht: auch Riss im Zahn möglich	• Kind beruhigen • Mund untersuchen • Zahn oder Zahnstückchen suchen • ausgeschlagenen Zahn nicht an der Wurzel anfassen • Zahn nicht reinigen, auch nicht mit Wasser • Zahn entweder in H-Milch oder in Zahnrettungsbox legen • schnell zum Zahnarzt/zur Zahnärztin oder zur Mund-Kiefer-Gesichtschirurgie

Die wackelnden Zähne wachsen meist wieder fest. Milchzähne, die verschoben sind, werden vom Zahnarzt/von der Zahnärztin wieder in Position gebracht. Dies ist wichtig, damit der bleibende Zahn gut wachsen kann. Einen Milchzahn wieder einpflanzen würde man dagegen nicht, um den bleibenden Zahn darunter nicht zu verletzen.

NOTRUFE RICHTIG ABSETZEN

Auf der nächsten Seite findest du einen Zettel zum ausfüllen. Bitte trage eure Adresse und die Telefonnummern für den Notfall dort ein. Entweder du kopierst ihn und steckst ihn dir in die Geldbörse für den Notfall oder du fotografierst ihn mit dem Handy ab. Am besten beides. So hast du ihn immer dabei.

Im Notfall kannst du den Zettel von oben nach unten durchgehen.

Notruf: **112** (europaweit)

Giftnotruf deiner Region: ____________________

5 Ws des Notrufs	5 Ws des Giftnotrufs
• **Wer** ruft an? • **Wo** ist der Patient/die Patientin? Adresse oder Notfallort • **Was** ist passiert/ **Welche** Symptome liegen vor? • **Wie viele** Betroffene? Name(n), Alter • **Warten** auf Rückfragen!	**Was?** Giftart **Wieviel?** Giftdosis **Wer?** Alter/Gewicht **Wann?** Zeitpunkt **Welche Symptome?**

Eigene Daten:

Name: ____________________

Straße und Haus-Nr.: ____________________

Stockwerk ____________________

PLZ/Ort: ____________________

Telefon: ____________________

Handy: ____________________

Wichtige Nummern:

Kinderarzt/Kinderärztin: ____________________

Kinderärztlicher Notdienst: **116 117** (D), **141** (A), lokale Nummern (CH)

Apothekennotdienst: ____________________

REGISTER

Bibliografische Information der Deutschen Nationalbibliothek
Die Deutsche Nationalbibliothek verzeichnet diese Publikation in der deutschen Nationalbibliografie; detaillierte bibliografische Daten sind im Internet über https://dnb.de abrufbar.

ISBN 978-3-8426-1675-2 (Print)
ISBN 978-3-8426-1676-9 (PDF)
ISBN 978-3-8426-1677-6 (EPUB)

Abbildungen:
stock.adobe.com: oksanaoo (Glühbirnen), vectortwins (Arztkoffer)
PER MEDIEN & MARKETING GmbH: Grafiken S. 10/11, 94/95, 208/209, Pflaster, Bücher, Eltern mit Herz
Florian Maßen, Bayreuth: Fotos der Autorinnen und Autoren

Originalausgabe

Die Ratgebermarke der Schlütersche Fachmedien GmbH
Hans-Böckler-Allee 7, 30173 Hannover
www.humboldt.de
www.schluetersche.de

Aus Gründen der besseren Lesbarkeit wurde in diesem Buch die männliche Form gewählt, nichtsdestoweniger beziehen sich Personenbezeichnungen gleichermaßen auf Angehörige des männlichen und weiblichen Geschlechts sowie auf Menschen, die sich keinem Geschlecht zugehörig fühlen.

Autor*innen und Verlag haben dieses Buch sorgfältig erstellt und geprüft. Für eventuelle Fehler kann dennoch keine Gewähr übernommen werden. Weder Autor*innen noch Verlag können für eventuelle Nachteile oder Schäden, die aus in diesem Buch vorgestellten Erfahrungen, Meinungen, Studien, Therapien, Medikamenten, Methoden und praktischen Hinweisen resultieren, eine Haftung übernehmen. Insgesamt bieten alle vorgestellten Inhalte und Anregungen keinen Ersatz für eine individuelle medizinische Beratung, Betreuung und Behandlung.

Etwaige geschützte Warennamen (Warenzeichen) werden nicht besonders kenntlich gemacht. Daraus kann nicht geschlossen werden, dass es sich um freie Warennamen handelt.

Lektorat: Katharina Spangler, Neumarkt i. d. Opf.
Korrektorat: Miriam Buchmann, Hannover
Covergestaltung: ZERO, München
Covermotiv: Florian Maßen, Bayreuth; Shutterstock/cosmaa, LyudmilaKa, xnova, balabolka
Satz und Illustrationen: PER MEDIEN & MARKETING GmbH, Braunschweig
Druck und Bindung: gutenberg beuys feindruckerei GmbH, Langenhagen